门诊医生助理

工作手册

MENZHEN YISHENG ZHULI
GONGZUO SHOUCE

主　编　郭　媛　何晓俐

副主编　饶　莉　赵淑珍　王艳君

编　者（排名不分先后）

陈励耘　赖世春　李景宇　左　佳　周　聪　苟　兴

陈可欣　何露佳　伍　娟　吴　燕　宋洪俊　胡晓坤

谭明英　冯尘尘　谭　萍

四川大学出版社

项目策划：张　澄
责任编辑：张　澄
责任校对：王　锋
封面设计：墨创文化
责任印制：王　炜

图书在版编目（CIP）数据

门诊医生助理工作手册 / 郭媛，何晓俐主编．— 成
都：四川大学出版社，2020.9
ISBN 978-7-5690-3387-8

Ⅰ．①门… Ⅱ．①郭… ②何… Ⅲ．①临床医学—手
册 Ⅳ．① R4-62

中国版本图书馆 CIP 数据核字（2020）第 155216 号

书　名	门诊医生助理工作手册
主　　编	郭　媛　何晓俐
出　　版	四川大学出版社
地　　址	成都市一环路南一段 24 号（610065）
发　　行	四川大学出版社
书　　号	ISBN 978-7-5690-3387-8
印前制作	四川胜翔数码印务设计有限公司
印　　刷	郫县犀浦印刷厂
成品尺寸	170mm×240mm
印　　张	10.5
字　　数	200 千字
版　　次	2020 年 10 月第 1 版
印　　次	2020 年 10 月第 1 次印刷
定　　价	45.00 元

◆ 读者邮购本书，请与本社发行科联系。
　电话：(028)85408408/(028)85401670/
　(028)86408023　邮政编码：610065
◆ 本社图书如有印装质量问题，请寄回出版社调换。
◆ 网址：http://press.scu.edu.cn

四川大学出版社
微信公众号

目 录

第一章 绪 论 ……………………………………………… (1)

    第一节 门诊医生助理的概念 ……………………………… (1)

    第二节 国内外研究现状与发展趋势 …………………… (1)

第二章 门诊医生助理的管理 ……………………………… (3)

    第一节 岗位职责 …………………………………………… (3)

    第二节 工作流程 …………………………………………… (5)

    第三节 工作制度 …………………………………………… (6)

    第四节 管理制度 …………………………………………… (9)

第三章 门诊医疗文书的相关要求 ……………………… (12)

    第一节 门诊病历书写要求 ……………………………… (12)

    第二节 处方规范及要求 ………………………………… (14)

    第三节 门诊病情证明书管理 …………………………… (18)

第四章 医院感染管理 …………………………………… (21)

    第一节 传染病管理 ……………………………………… (21)

    第二节 标准预防与职业防护 …………………………… (23)

    第三节 医务人员职业暴露 ……………………………… (32)

第四节　手卫生 ……………………………………………… (34)

第五节　医疗废物 …………………………………………… (35)

第六节　医疗机构环境表面清洁与消毒 …………………… (38)

第五章　门诊常用急救技能 ……………………………… (44)

第一节　徒手心肺复苏 ……………………………………… (44)

第二节　自动体外除颤仪的使用 …………………………… (47)

第三节　简易呼吸球囊的使用 ……………………………… (49)

第四节　吸氧 ………………………………………………… (51)

第五节　吸痰 ………………………………………………… (53)

第六章　门诊安全与应急流程 …………………………… (55)

第一节　门诊安全 …………………………………………… (55)

第二节　门诊应急流程 ……………………………………… (57)

第七章　门诊常见沟通技巧 ……………………………… (60)

第一节　医患沟通 …………………………………………… (60)

第二节　心内科医患沟通 …………………………………… (70)

第三节　呼吸科医患沟通 …………………………………… (72)

第四节　消化内科医患沟通 ………………………………… (76)

第五节　肾内科医患沟通 …………………………………… (79)

第六节　内分泌科医患沟通 ………………………………… (83)

第七节　神经内科医患沟通 ………………………………… (88)

第八节　肿瘤科医患沟通 …………………………………… (90)

第九节　眼科医患沟通 ……………………………………… (94)

第十节　老年医学科医患沟通 ……………………………… (98)

第十一节　门诊医生助理与护士、医生的沟通 ………… (102)

第八章　门诊部分科室常用检查，诊前、诊后指导 ……… (105)

第一节　心内科常用检查 ………………………………… (105)

第二节　心内科疾病诊前、诊后指导 …………………………………（105）

第三节　呼吸科常用检查 ………………………………………………（111）

第四节　呼吸科疾病诊前、诊后指导 …………………………………（112）

第五节　消化内科常用检查 ……………………………………………（118）

第六节　消化内科疾病诊前、诊后指导 ………………………………（119）

第七节　肾内科常用检查 ………………………………………………（122）

第八节　肾内科疾病诊前、诊后指导 …………………………………（123）

第九节　神经内科常用检查 ……………………………………………（127）

第十节　神经内科疾病诊前、诊后指导 ………………………………（128）

第十一节　血液科常用检查 ……………………………………………（130）

第十二节　血液科疾病诊前、诊后指导 ………………………………（131）

第十三节　风湿免疫科常用检查 ………………………………………（133）

第十四节　风湿免疫科诊前、诊后指导 ………………………………（134）

附录 ………………………………………………………………………（139）

第一章 绪 论

第一节 门诊医生助理的概念

医生助理（Physician Assistants，PA）（以下简称"医助"）是指在医生或其他医护专业人员的直接监督下，辅助完成医务服务的医院工作人员。医助岗位一般要求有医学相关专业背景，可由医生或护士担任。

门诊医助主要是辅助门诊医生完成门诊诊疗工作的人员。工作内容包括诊前接待，诊中电子病历、医嘱录入，诊后指导等。

第二节 国内外研究现状与发展趋势

医助这一职业起源于 20 世纪 60 年代的美国，旨在解决美国医疗服务需求增长和医生短缺之间的矛盾。美国大多数州的法律要求医助必须与特定的医生达成协议才能执业。医助需在医师助理教育协会（Physician Assistant Education Association）和美国医师助理学会（American Academy of Physician Assistants）进行执照注册与重注册。美国医助可以独立为患者开药、独立给患者做医疗相关操作，有处方权，可以为患者诊断疾病、制订和管理治疗计划，并经常担任患者主要医疗服务提供者的角色。

美国要求申请医助的人员必须有学士学位，并且完成基础和行为科学课程。在临床阶段，学生完成超过 2000h 的临床轮转。毕业后，医助每两年须完成 100h 的继续医学教育，每 10 年重新认证考试 1 次。通过数千小时的医学培训，医助不仅个人医疗水平较高，而且协作性较强。

我国关于门诊医助的研究甚少。准入标准：一般为具有医学相关专业背景、能熟练操作计算机、有较好的沟通能力。医助上岗前需要进行一定的培训，培训包括：职业素养培训、专业知识培训、岗位胜任力培训。

据相关文献报道，医助可以大幅度提高门诊医生的工作效率，从一定程度上缓解日益增长的优质医疗服务需求和高级门诊医生数量有限的矛盾。

参考资料

[1] 赵丽丽，郑伟. 我院开展门诊医生助理的相关影响因素分析 [J]. 临床医学研究与实践. 2017，(10)：146－148.

[2] Cawley J F, Hooker R S. Physician assistants in American medicine: the half-century mark [J]. Am J Manag Care, 2013, 19 (10): e333－341.

[3] Chapman S A, Marks A, Dower C. Positioning medical assistants for a greater role in the era of health reform [J]. Acad Med, 2015, 90 (10): 1347－1352.

[4] Intrator O, Miller E A, Gadbois E, et al. Trends in nurse practitioner and physician assistant practice in nursing homes, 2000－2010 [J]. Health Serv Res, 2015, 50 (6): 1772－1786.

[5] Hutchinson L, Marks T, Pittilo M. The physician assistant: would the US model meet the needs of the NHS [J]. BMJ, 2001, 323 (7323): 1244－1247.

[6] Robinson J, Clark S, Greer D. Neurocritical care clinicians' perceptions of nurse practitioners and physician assistants in the intensive care unit [J]. J Neuro Sci Nurs, 2014, 46 (2): E3－E7.

[7] Gray C P, Harrison M I, Hung D. Medical assistants as flow managers in primary care: challenges and recommendations [J]. J Health Manag, 2016, 61 (3): 181－191.

第二章　门诊医生助理的管理

第一节　岗位职责

一、门诊医生助理的岗位职责

1. 在医院及门诊部的管理下，在门诊医生的指导下，协助门诊医生完成门诊患者的诊疗工作。

2. 仪表端庄整洁，语言文明，态度和蔼，热情接待患者，工作认真负责。

3. 提前到岗，检查计算机、打印机、网络系统工作是否正常，诊室内物资是否充足，做好开诊前的准备。

4. 严格执行实名制就诊和身份核查制度，保证医疗安全。根据患者姓名、就诊卡/身份证信息确认患者身份。在接待患者前、中、后期都需要使用两种或两种以上方法进行身份核查。

5. 认真倾听患者主诉，协助门诊医生正确录入电子病历，内容包括：主诉、既往病史、现病史、查体与辅助检查结果、诊断与治疗处理意见等。

6. 熟悉专科检查和专科用药，协助门诊医生录入医嘱，提请门诊医生审核确认。就诊结束时给予患者恰当的解释和指导。

7. 熟悉医生的看诊习惯，熟悉各亚专业健康宣教内容；掌握医院的各种缴费方法，预约挂号、预约检查方法，入院流程等，给患者正确的指导。

8. 维持诊室内良好秩序，以挂号顺序安排患者就诊。如遇病情突然加重者、80岁以上老年患者、全身情况较差者、残疾者、新生儿或有精神障碍的患者，可优先安排就诊。

9. 计算机或网络出现故障时，立即通知信息科工作人员处理，保证顺利看诊；如遇停电等突发事件，正确按门诊应急预案执行，确保工作顺利进行。

10. 协助医生处理看诊过程中的紧急情况，如遇患者或家属情绪激动、有伤医倾向，应与医生、护士一起配合处理。必要时立即拨打报警电话，请保卫部工作人员协助处理。

11. 严格执行手卫生、消毒隔离制度，疫情报告制度。

12. 严格遵守医院劳动纪律要求，不迟到、不早退、不串岗、不脱岗、不闲谈、不电话聊天、不玩手机，不在诊室内喧哗、嬉戏。

13. 医生当诊结束前，医助认真检查核对，确保所有挂号患者已就诊完毕，按规定程序关闭计算机及电源后方能离开诊室。

14. 根据工作需要，定期轮转，服从安排。

15. 保持优良的医德医风，全心全意为患者服务，坚决拒绝各种形式的商业贿赂。禁止倒号、统计处方等行为，一旦发现，立即开除。

二、门诊医生助理管理岗岗位职责

1. 在医院及门诊部的领导下，负责门诊医助管理工作。

2. 督促门诊医助严格执行各项规章制度。

3. 根据各科室门诊出诊情况进行合理排班。

4. 负责门诊医助的考核考评与绩效分配，做到公平、公正、公开。

5. 定时巡查，了解门诊医助的工作情况、医护助合作情况，发现问题及时指导，分析整改。

6. 定期与门诊医生沟通，收集意见建议，使门诊医助更好地协助医生看诊，提高看诊效率和质量，提高满意度。

7. 做好患者满意度调查，处理门诊相关投诉。

8. 定期检查门诊医助的院感相关工作。

9. 每月组织业务学习一次，召开例会一次。

10. 加强门诊医助团队文化建设，构建"和谐进取"的文化氛围。

11. 上传下达，及时反馈，有效沟通。

12. 组织协调工作中出现的各种问题，及时处理，及时汇报。

13. 参与"医护助一体化"门诊模式的建设。

第二节　工作流程

一、门诊医生助理的标准化工作流程

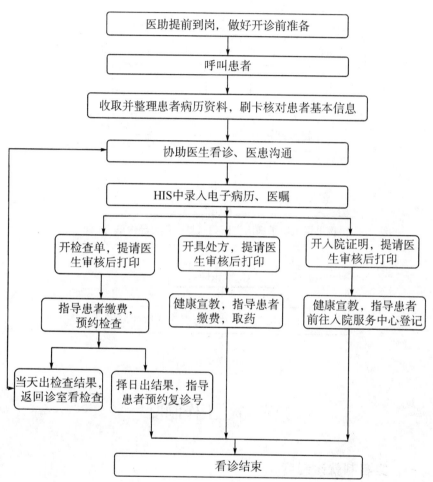

注：HIS 指医院信息系统。

二、医护助一体化工作流程

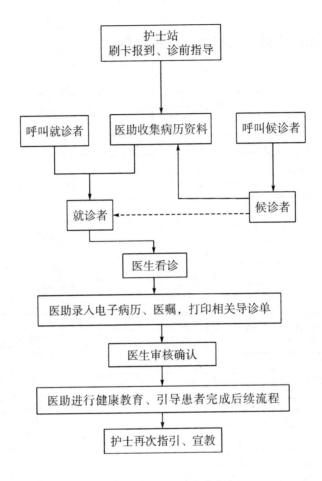

护士站
刷卡报到、诊前指导

呼叫就诊者　　医助收集病历资料　　呼叫候诊者

就诊者　　候诊者

医生看诊

医助录入电子病历、医嘱，打印相关导诊单

医生审核确认

医助进行健康教育、引导患者完成后续流程

护士再次指引、宣教

第三节　工作制度

一、实名制就诊制度

1. 根据医院实名制就诊管理要求，医助接待患者时，如发现患者本人与挂号单信息不符，应提醒医生拒绝看诊。

2. 确系患者本人办卡信息部分有误的，可持有效身份证件原件到门诊办公室信息窗口更正。

二、身份识别制度

1. 使用两种或两种以上方式核查身份（询问核查患者的姓名和就诊卡/身份证号）。

2. 对于新生儿或因意识不清、语言交流障碍等原因无法向医务人员陈述自己姓名的患者，应向其家属询问患者的姓名和就诊卡/身份证号等信息。

三、查对审核制度

1. 接待患者前、中、后期均需进行查对（必须三次查对）。

2. 查对姓名和就诊卡/身份证号。

3. 医助在医生指导下工作，协助医生录入电子病历及医嘱后，须提请医生审核（一旦有疑问，及时提出）。

4. 医助不能单独接诊患者，无处方权，不能私自修改医嘱。

四、隐私保护制度

1. 在为患者进行诊疗活动时，注意隐私保护，无关人员均应在诊室外候诊。

2. 必要时使用屏风、隔帘或其他遮挡措施。

3. 协助医生为患者进行暴露部位检查时，要向患者详细说明检查的目的、要求和方法，以取得患者的理解与配合。

4. 协助医生为异性患者检查时，应有其他人在场陪同。

五、优先处置制度

1. 凡在门诊范围内发现危急重症患者、80岁以上的老年患者、全身情况很差的虚弱患者、传染病患者、残疾患者、新生儿或有精神障碍的患者，都须主动接待，决不推诿。

2. 对病情较重的患者，要主动关心、接待，根据患者病情立即安排提前就诊、护送至急诊科处置或立即通知医生，并配合做好相应的抢救处理。

3. 具体流程：

（1）发现有慢性疾病且较危重的患者，若短时间内不会危及生命，优先安排就诊；

（2）发现病情危重或有潜在生命危险者，立即通知咨询台护士，必要时送往急诊科处置；

（3）发现病情危重且有生命危险者，应立即通知医生，就地组织抢救，待病情稍稳定即护送至急诊或入院，并且做好详细记录。同时上报主管领导。

六、危重患者抢救制度

1. 对病情危重，短期内可能危及生命者应进行积极抢救。

2. 对危重患者不得以任何借口推迟抢救，必须全力以赴、争分夺秒，要做到高效、精准、有序。

3. 必须熟练掌握各种抢救器械、仪器的性能及使用方法，熟记抢救药品的用途、剂量、用法等。

4. 门诊范围内发现危重患者，须第一时间协助医生抢救，请家属或其他人员通知咨询台护士。

5. 抢救过程中严密观察患者病情变化，在咨询台护士未到达前，准确记录抢救时间、患者的生命体征、抢救药品的名称和剂量、抢救处理过程和结果、参与抢救人员。

七、不良事件管理制度

1. 定义：不良事件是指患者在临床诊疗过程中发生的不在计划中的、未预计到的或通常不希望发生的事件。主要包括患者跌倒、用药错误、走失、窒息及其他与患者安全相关的、非正常的事件。

2. 严格执行不良事件报告制度：不良事件发生后，及时上报护士长和相关部门人员，积极采取措施，以尽量避免可能造成的不良后果。

八、危急值报告制度

1. 定义：危急值报告制度是指当检查结果表明患者可能正处于有生命危险的状态时，临床医生需要及时得到检查信息，迅速给予患者有效的干预措施或治疗，否则就有可能出现严重后果，失去最佳抢救机会。

2. 门诊常见危急值项目包括血钾、血钠、血糖、白细胞计数、血小板计数、凝血酶原时间等，定期组织学习，掌握"危急值"相关知识与报告流程。

3. 医技人员发现危急值，确认危急值真实性后，立即通知患者就医，若未联系上患者，患者就诊的相应门诊咨询台会收到危急值信息，门诊咨询台护士通知患者，并在电脑系统上勾选处理结果。若未联系上患者，门诊下班后，急诊科通知患者。若仍未联系上患者，次日门诊咨询台护士再次通知，并在电脑上勾选处理结果，若24h后仍未联系上患者，门诊危急值处置流程结束。

4. 除了采用医院信息系统进行"危急值"报告处理，还须建立"危急值"报告登记本,对危急值处理过程与结果等相关信息做详细记录。

5. 医助须详细了解危急值处理流程,协助医生做好相关处理。

第四节　管理制度

一、管理细则

1. 在医院及门诊部的管理下工作,遵守医院及部门的各项规章制度,遵守医务人员的职业道德和执业纪律。

2. 原则上,医助不固定辅助某位医生,相对固定在某几个科室,根据工作需要,定期轮岗。

3. 提前到岗,做好开诊前的准备。

4. 热情接待每一位患者,认真履行岗位职责。准确录入电子病历及医嘱,及时提请医生审核。

5. 诊后,向患者做好解释和健康宣教,为需要复诊的患者预约下一次就诊,交代注意事项。

6. 与门诊医生、咨询台护士合作,开展"医护助一体化"门诊模式工作。

7. 医助不能单独接诊患者,不能单独开处方。

8. 管理与考核:

(1) 由门诊部医助管理岗护士长承担;

(2) 实行每月考核,考核结果纳入绩效管理;

(3) 对考核不合格、不认真履行岗位职责或严重违反医院及科室管理规定及制度的门诊医助,将终止聘用。

二、配置原则

1. 门诊医生自愿配置。

2. 有研究生、进修生等门诊随诊的医生暂不配置。

3. 前一年度,处方、病历不合格率居全科前三的暂不配置。

4. 前一年度,投诉、纠纷发生率居全科前三的暂不配置。

5. 一级专家优先配置。

6. 病员需求大、号源紧张、患者满意度高的医生优先配置。

三、排班管理

1. 医助不固定辅助某位医生，也不固定在某个科室，医助相对固定于某几个科室，定期轮岗。

2. 根据医助工作经验和性格特点、医生所在专科特点及工作习惯，按照能力与需求相匹配的原则进行合理配置。

3. 按照每周 5 个工作日进行排班，周末轮值，平时补休。

4. 原则上，休假申请须至少提前一周提出，不允许临时休假。

5. 临时调班（启用备班），需满足以下三种情况的其中一种：

（1）因重病、急病、意外事故等无法坚持工作；

（2）直系亲属病危或离世；

（3）医院及部门公务安排。

6. 如因上述情况临时调班（启用备班），必须先与护士长联系，由护士长安排调整，不得擅自离岗，违者按旷工处理。

7. 不允许私下相互换班，若因个人原因（考试等）需要相互换班，需向护士长汇报原因，做好交接工作，保证工作质量。如系个人原因的相互换班造成工作中出现不良事件，双方均要负责。

四、考核考评

门诊医生助理考核考评表见表 2-1。

表 2-1　门诊医生助理考核考评表

项目名称	检查要点	分值
组织纪律	准时上下班、坚守岗位。迟到 1 次扣 5 分；串岗 1 次扣 5 分；离岗必须请假，并尽快返回，未请假一次扣 10 分；未到下班时间就离开诊室，一次扣 10 分；不服从临时安排，一次扣 10 分。	20 分
仪表仪容	着装不符合要求，一次扣 2 分；头发、饰品不符合要求，一次扣 2 分；说话不文明、不礼貌扣 2 分；举止仪态不规范扣 2 分。	10 分
工作质量	认真、规范、准确记录病历。记录不详或缺失一项扣 5 分；熟悉药物名称、用量、用法，录入准确无误，并提请医生审核。因录入问题，给患者带来不便的，根据情况，每次扣 5~10 分。	20 分

续表

项目名称	检查要点	分值
服务态度、医生反馈	热情周到、细心耐心。患者或医生反应态度不好，一次扣5分；因服务态度被投诉，经查属实一次扣10分；严格执行首问负责制，违反一次扣2分；在诊室内高声喧哗或对患者态度冷淡，一次扣2分。	10分
协作能力、工作效率	不能很好配合医生，工作效率低，扣10分；医生反映配合欠佳，扣5分，同事反馈协作差，扣5分。	20分
诊室秩序	巡查发现诊室秩序差，一次扣2分；医生或护士反映诊室秩序差，一次扣2分。	10分
医德医风	不推诿，不收受患者红包、礼品等，否则扣10分，并接受医院相关处理。	10分

备注：1. 患者或医生书面表扬一次加5分；2. 积极为集体服务，表现突出者加5分；3. 其他情况酌情加分。

五、绩效分配

根据医院绩效发放原则，制订门诊医助绩效分配原则。本着公平、公正、公开、按劳分配、多劳多得的原则进行分配。医助月度绩效＝岗位绩效＋绩效酬金。

1. 岗位绩效与个人学历、年资等有关。

2. 绩效酬金分配细则：

（1）绩效酬金包括两部分，综合考核＋工作量考核。

（2）特别说明：①绩效分配对任务重、工作难度高的岗位有一定倾斜；②协助管理、协助继续教育、受到医生或患者表扬、积极参与部门活动的，给予相应奖励；③违反相关管理规定、有医生或患者投诉的，给予扣罚。

（3）产假、人流假、婚假、护理假等假期的绩效按医院相关规定进行发放。

医助管理岗护士长负责医助的具体工作安排及人员综合考核，考核方法为巡岗检查、抽查病历及处方、收集医生及患者的满意度等。

第三章 门诊医疗文书的相关要求

第一节 门诊病历书写要求

一、管理制度

1. 门诊病历是指医务人员通过问诊、查体、辅助检查、诊断、治疗、护理等门诊医疗活动获得有关资料，并进行归纳、分析、整理而形成的相关记录，出诊医生有责任对所有门诊挂号就诊的患者书写门诊电子病历。

2. 门诊电子病历应当按照《病历书写基本规范》（卫医政发〔2010〕11号）要求逐项填写。

3. 门诊电子病历录入应当遵循客观、真实、准确、及时、完整的原则。

4. 门诊电子病历一般分为专科门诊病历与便民门诊病历两大类，除便民门诊使用便民门诊电子病历模板外，其余门诊均应使用各专科门诊电子病历模板。

5. 出诊医生应及时审核电子病历的完整性和准确性，保证医疗质量。看诊结束后根据情况及时提交电子病历，以方便患者打印。

6. 上级医生可在下级医生或医助的帮助下，录入门诊电子病历，但需亲自审核、确认和提交。出诊医生是门诊电子病历质量的第一责任人。

7. 门诊电子病历质量（书写率、合格率）纳入科室和个人的月考核，门诊部联合医务部每月对门诊电子病历进行抽查，并公示结果。

二、基本要求

按照国家卫生健康委员会《关于进一步推进以电子病历为核心的医疗机

构信息化建设工作的通知》的相关要求，到 2020 年，三级医院要实现电子病历信息化诊疗服务环节全覆盖。

为加强信息化建设、提高门诊医疗服务质量，参照《病历书写基本规范》（卫医政发〔2010〕11 号）、《电子病历应用管理规范（试行）》（国卫办医发〔2017〕8 号），以及四川省相关病历评审标准，制订门诊电子病历相关要求：

1. 门诊电子病历书写应当客观、全面、真实、准确、及时、完整、规范。

2. 使用中文和医学术语，要求表述准确、语句通顺、标点正确。

3. 书写日期应当使用阿拉伯数字，记录时间应当采用 24 小时制。

4. 内容应当按照统一的格式，进行逐项填写，不得擅自变更。

5. 原则上不使用缩写、简写及外文，但通用的外文缩写和无正式中文译名的症状、体征、疾病名称等可以使用外文。

6. 主诉、病史、体格检查和辅助检查等描述性记录字符数大于 50。

7. 门诊电子病历包括专科门诊病历和便民门诊病历两大类。

8. 专科门诊病历一般项目（多由系统自动带入）包括就诊科室、登记号、姓名、性别、年龄、出生日期、民族、婚姻、职业、就诊日期、住址、药物过敏史。门诊病历书写内容应当包括主诉、病史、家族史、体格检查、辅助检查、诊断、处理意见、离院建议。

9. 便民门诊病历一般项目（多由系统自动带入）包括就诊科室、登记号、姓名、性别、年龄、出生日期、民族、婚姻、职业、就诊日期、住址。便民门诊书写内容应当包括诊断、医嘱。

10. 主诉是指促使患者就诊的主要症状（或体征）及持续时间，要求简明、精炼，不超过 20 字，能导出第一诊断。若疾病诊断已明确，主诉可用疾病名称和患病时间。无症状（体征）的异常实验室检查结果也可作为主诉。

11. 病史是指本次患病的发病情况，包括：发病时间；可能的原因或诱因；主要症状描述（包括主要症状的部位、性质、持续时间、程度、缓解或加剧因素及发展情况）；伴随症状；诊治过程及疗效；发病以来一般情况；与本次疾病虽无密切关系，但仍需治疗的其他疾病情况。

12. 家族史：父母、兄弟、姐妹健康状况（有无与患者类似疾病、有无家族遗传倾向的疾病）。

13. 体格检查：详尽记录病变的阳性体征（包括部位、大小、性质、形状、边界、与周围组织的关系、活动度等）；对本病有鉴别意义的阴性体征。

14. 辅助检查：记录患者诊前在其他医疗机构或本院已行的检查，应记录医疗机构的名称、检查时间、项目、检查结果等。

15. 诊断：规范书写疾病诊断名称，按主要诊断、次要诊断排列。

16. 处理意见：包括开具的辅助检查、治疗药物等。对患者拒绝及要求的检查及治疗应予以说明。

17. 离院建议：包括入院、本院随访、下转医疗机构、回家等选项。医生应根据实际情况选择填写。如果选择下转医疗机构，需填写机构名称。

18. 门诊电子病历未完成之前，可点击"保存"暂存已书写内容，病历完成后医生提交归档。患者根据需要自行打印。

第二节　处方规范及要求

一、处方的分类

1. 根据性质，处方可分为法定处方、协定处方、医师处方。我们常见的是医师处方。

（1）法定处方：主要是指《中华人民共和国药典》、国家食品药品监督管理局（现称：国家市场监督管理总局）颁布标准收载的处方，它具有法律的约束力。

（2）协定处方：是医疗机构为了减少患者候药时间或方便患者服用，经医院"药事委员会"研究审定、在药监部门备案、事先调配的方剂（多见中药饮片配方），此方可用于调剂或制剂，但只能在本医院内使用。协定处方调配成的制剂必须取得制剂批准文号。按医院的协定处方配制的制剂，不能在市场上流通，取得制剂批准文号的，也只能在本医院使用。

（3）医师处方：是医师针对个别患者用药而开具的书面文件。处方除了作为发给患者药剂的书面文件，还具有法律上、技术上和经济上的意义。处方如造成医疗事故，医师或药剂人员均负有法律责任。

2. 根据药事管理法规，处方可分为麻醉处方、精神药品处方、普通处方。

（1）麻醉处方：开写麻醉药品的特殊处方。

（2）精神药品处方：开写精神药品的特殊处方。

（3）普通处方：开写除麻醉药品、精神药品之外的其他药品的处方。

3. 在医疗实践中处方还可分为门诊处方、急诊处方、病房处方；处方也可以分为中医处方、西医处方等。

二、处方的格式

1. 处方前记：包括医疗机构名称、处方编号、科别或病室、床位号、患者姓名、性别、年龄、门诊或住院病历号、开具日期、临床诊断等。可添加特殊要求的项目。麻醉药品和第一类精神药品处方还应当包括患者身份证明编号。

2. 处方正方：处方以"R"或"RP"起头，"R""RP"是拉丁文 *Recipe* 的缩写，意为拿取下列药品，接下来是处方的主要部分，包括药品的名称、剂型、规格、数量、用法等。

3. 处方后记：医生签名，药品金额，以及审核、调配、核对、发药的药学专业技术人员签名。

三、处方权的获得

1. 经注册的执业医师在执业地点取得相应的处方权。

2. 经注册的执业助理医师在医疗机构开具的处方，经所在执业地点执业医师签名或加盖专用签章后方有效。

3. 经注册的执业助理医师在乡、民族乡、镇、村的医疗机构独立从事一般的执业活动，可以在注册的执业地点取得相应的处方权。

4. 医师在注册的医疗机构签名留样或专用签章备案后，方可开具处方。

5. 医疗机构应当按照有关规定，对本机构执业医师和药师进行麻醉药品和精神药品使用知识和规范化管理的培训。执业医师经考核合格后取得麻醉药品和第一类精神药品的处方权，药师经考核合格后取得麻醉药品和第一类精神药品调剂资格。

6. 医师取得麻醉药品和第一类精神药品处方权后，方可在本机构开具麻醉药品和第一类精神药品处方，但不得为自己开具该类药品处方。药师取得麻醉药品和第一类精神药品调剂资格后，方可在本机构调剂麻醉药品和第一类精神药品。

7. 试用期人员开具处方，经所在医疗机构有处方权的执业医师审核并签名或加盖专用签章后方有效。

8. 接收进修的医疗机构对进修医师胜任本专业工作的实际情况进行认定后，授予相应的处方权。

四、处方书写的规则

1. 处方一般项目应清晰、完整，并与病历记载相一致。

2. 每张处方限一名患者的用药。

3. 处方字迹应当清楚，不得涂改。如有修改，必须在修改处签名及注明修改日期。

4. 药品名称用规范的中文名称或英文名称书写。医疗机构或医师、药师不得自行编制药品缩写名或用代号。书写药品名称、剂量、规格、用法、用量要准确规范，不得使用"遵医嘱""自用"等含糊不清字句。

5. 年龄必须写实足年龄，婴幼儿写日、月龄，必要时注明体重。

6. 西药、中成药、中药饮片应分别开具处方。开具西药、中成药处方，每一种药品须另起一行。每张处方不得超过五种药品。相同药理作用的药品不得重复开具。

7. 特殊管理的药品按相关规定执行，一类精神药品三天，二类精神药品七天（分别用精1、精2处方开具）；麻醉药品口服三天量，注射剂一次量（用精1红色麻醉处方开具）。

8. 药品剂量单位的书写：

（1）剂量应当使用法定计量单位：重量以克（g）、毫克（mg）、微克（μg）、纳克（ng）为单位；容积以升（L）、毫升（mL）为单位；国际单位（IU）、单位（U）；中药饮片以克（g）为单位。

（2）固体药物以克（g）或液体药物以毫升（mL）作为含量或容量单位时可省略该单位，但若以其他量词作为单位时则不能省略该单位，如毫克（mg）。

（3）片剂、丸剂、胶囊剂、颗粒剂分别以片、丸、粒、袋为单位；溶液剂以支、瓶为单位；软膏及乳膏剂以支、盒为单位。

（4）注射剂以支、瓶为单位，应注明含量；中药饮片以剂为单位。

（5）复方制剂可不写含量或浓度。

9. 如果在一张处方上开几种药，应用阿拉伯数字分行标出。

10. 如果几种药物的用法相同，可将这几种药物的用法用量合在一起写，用法用量前加 aa，含义为"各……"几种药物合用可用符号"/"表示。

11. 处方药物必须按照输液、肌注、口服、外用的顺序进行开具。

12. 急诊应使用急诊处方，如使用普通处方则须在右上角注明"急"字。

13. 遵循抗生素分级管理使用规定，必须合理使用抗生素。

14. 抗生素使用医师必须注明"皮试"或者"续用"，未注明的处方药剂科有权退回，凡做皮试的药物操作护士需要注明皮试结果并签名，阳性者还需注明药物批号。每张处方原则上只能开具一种抗生素，非必要时杜绝三种抗生素联用。

15. 中药饮片处方的书写，可按君、臣、佐、使的顺序排列；药物调剂、煎煮的特殊要求注明在药品之后上方，并加括号，如布包、先煎、后下等；对药物的产地、炮制有特殊要求的，应在药名之前写出。

16. 用量一般应按照药品说明书中的常用剂量使用，特殊情况需超剂量使用时，应注明原因并再次签名。医师若开具药物的用法用量与常规不符，应在该药物用法用量旁再签字确认，以表明并非写错。否则药品调配人员有权拒绝调配。

17. 为便于药学专业技术人员审核处方，医生开具处方时，除特殊情况外，必须注明临床诊断。药剂科应点评处方质量报告作为绩效考核依据，每月最少一次。

18. 开具处方后的空白处应画一斜线，以示处方完毕。

19. 处方医师的签名样式和专用签章必须与在药学部门留样备查的样式相一致，不得任意改动，否则应重新登记留样备案。

五、门诊处方管控

医院通过制订常用剂量和单日极量来进行单日剂量限制。

1. 单日开单药品剂量可超常用量，但不能超单日极量。

2. 以患者在医院就诊的单日总药量进行控制，即在其他医生处开过此药，本次就诊只能开余量，否则系统会给予提示。

3. 单日开单用药剂量超过常用量，系统将提示已超常用量并将处方纳入"处方点评"用药监管系统。单日开单用药剂量超过单日极量，系统将限制不可开药。

4. 单次开单抗生素用药疗程不能超过 7 天，超过 7 天系统将进行限制。

5. 单次开单普通药品用药疗程不能超过 30 天，超过 30 天系统将进行限制。

6. 当单日剂量已超常用量，根据总药量进行计算，其用药疗程会相应减少。

7. 用药疗程中再次开药，以患者手中抗生素不超过 7 天、普通药品不超30 天的药量计算本次可开量。

8. 针对部分特殊疾病，抗生素疗程可超过 7 天，最长不能超过 30 天，诊断中必须有相应字段方可应用，例如结核/TB、幽门螺杆菌/HP/C14/溃疡。

9. 普通药品，≤30 日常用量；抗生素，≤7 日常用量（特殊疾病开具≤30 日常用量）；第二类精神药品，≤7 日常用量（慢性病或某些特殊情况开具

≤30 日常用量）。

10. 麻醉药品、第一类精神药品、第二类精神药品处方限量见表 3-1。

表 3-1　麻醉药品、第一类精神药品、第二类精神药品处方管控表

分类	剂型	门（急）诊患者	门（急）诊癌症疼痛和中、重度慢性疼痛患者	住院患者
麻醉药品、第一类精神药品	注射剂	1 日常用量	≤3 日常用量	1 日常用量（逐日开具）
	其他剂型	≤3 日常用量	≤7 日常用量	
	缓控释制剂	≤7 日常用量	≤15 日常用量	
第二类精神药品	所有剂型	≤7 日常用量	对于有慢性疾病或某些特殊情况的患者，处方用量可以适当延长，医生应当注明理由。	

11. 超说明书用药规定：

（1）住院患者必须签署相关知情同意书，病历上要有记录；

（2）医生应在处方上注明用药原因并再次签字；

（3）医教部和药学部门开展对超说明书用药的监督检查工作；

（4）未通过医院超说明书用药检查的将被视为不合理用药，纳入科室和个人考核管理；

12. 处方修改：签名并注明修改日期；

13. 处方诊断规范，为保障患者用药安全，除药品质量原因外，药品一经发出，不得退换。

第三节　门诊病情证明书管理

一、签发门诊病情证明书的权限和范围

1. 具备门诊出诊权限的医生是签发门诊病情证明书的唯一主体，所签发的病情证明书经门诊办公室审核并加盖门诊病情证明书专用章后方可生效。

2. 各科医生只能对本专业范围的门诊患者签发病情证明书，不能跨科签发，违反规定者应承担相应责任。

3. 门诊病情证明书只能发放给当诊医生诊疗的患者。

二、门诊病情证明书填写要求

1. 病情证明书是具有法律效力的医学文件，医生在签发病情证明书时，必须持慎重态度，并对所签发的病情证明书负责。

2. 医生开具病情证明书前，应亲自检查患者、分析病情，确定病情需要后才能出具病情证明书，禁止签发患者缺席情况下的病情证明。

3. 本院职工不得带熟人找医生开违规的"人情证明"，若因签发的病情证明书而发生不良后果，该职工与签发证明的医生应承担连带责任。

4. 医生签发病情证明书时，要认真地逐项如实填写，字迹工整易辨认，用词通顺合理，使用医学术语准确，有诊断和处理意见，上下联填写内容务必保持一致，医生本人亲笔签名，落款日期只能是开具病情证明书当日，所有空格应填写完整，休息天数应大写。

三、签发门诊病情证明书的原则

1. 医生出具病情证明书时，应以患者在本医院的有关检查结果为依据，实事求是地签发病情证明书。其他医院的检查结果仅供参考，不能作为签发病情证明书的依据。患者须在 3 日内带上病情证明书、门诊病历和检查结果，前往门诊办公室审核、盖章，超过 3 日或未盖章的病情证明书均视为无效证明书，不得补开。

2. 门诊医生不得出具有关劳动力鉴定的证明书，不得使用"避免重体力劳动""不宜做站立工作""上半班""免上夜班"等词语。凡需涉及照顾工作时间、改换工作、调动工作、长期病休后恢复工作或学习等，必须由患者单位（或有关单位）证明或来函、来人联系。

3. 门诊医生不得出具能否乘坐某种交通工具的鉴定证明书，如"可以乘飞机""可以乘坐轮船"等。

4. 如患者曾患某种疾病长期休息，现在要求恢复工作和学习，须有医院的有关检查证实确已康复，医生才能出具病情证明，但仅如实反映病情恢复情况，一般不对其学习、工作和其他能力做鉴定或建议。

5. 对于工伤事故、车祸或群众纠纷致伤的病情证明，应特别慎重，不能把患者主诉开入病情证明。除非有确凿证据，否则不能出具"外伤/车祸所致×××"等证明。伤情鉴定证明须由患者单位或公安司法部门出具公函，由司法鉴定部门出具鉴定证明。

四、门诊病情证明书管理的注意事项

1. 病休时间应从严掌握，一般不超过两周。不能写"注意休息"，应明确注明"建议休息××天"（天数应大写）。

2. 慢性疾病（如肝炎、结核、心肌病等）患者的病休时间可延长至1个月。

3. 重症慢性疾病（如尿毒症等）患者的病休时间可酌情延长，但最多不得超过3个月。

4. 急诊患者的病休时间一般不超过3天。

5. 全身体检，由主检单位给予总检意见，门诊医生不能给予证明。

6. 凡与病情和治疗无直接关系的病情证明书一律不予签发。

7. 患者在住院期间，一律不得对其出具门诊病情证明书。

8. 医院未承担高考体检、兵役体检任务，故不得出具此类证明。

9. 门诊医生不得出具招工体检、出国体检证明；职工病退按省市有关规定办理，门诊医生不得出具有关证明。

10. 凡违反病情证明管理规定者，视其情节轻重，按《医院缺陷管理条例》处理。

11. 门诊医助无签发门诊病情证明书的权限。

参考资料

[1] 病历书写基本规范（卫医政发〔2010〕11号）.

[2] 电子病历应用管理规范（试行）（国卫办医发〔2017〕8号）.

[3] 处方管理办法［卫生部令（第53号）］.

第四章　医院感染管理

第一节　传染病管理

一、传染病定义

传染病（Infectious Diseases）是指由各种病原体引起的能在人与人、动物与动物或人与动物之间相互传播的一类疾病。

二、法定传染病的分类

国家法定传染病分甲、乙、丙三类，共 39 种。甲类 2 种，乙类 26 种，丙类 11 种。

1. 甲类传染病：鼠疫、霍乱。

2. 乙类传染病：传染性非典型肺炎、艾滋病、病毒性肝炎、脊髓灰质炎、人感染高致病性禽流感、甲型 H1N1 流感、麻疹、流行性出血热、狂犬病、流行性乙型脑炎、登革热、炭疽、细菌性和阿米巴性痢疾、肺结核、伤寒和副伤寒、流行性脑脊髓膜炎、百日咳、白喉、新生儿破伤风、猩红热、布鲁氏菌病、淋病、梅毒、钩端螺旋体病、血吸虫病、疟疾。

3. 丙类传染病：流行性感冒、流行性腮腺炎、风疹、急性出血性结膜炎、麻风病、流行性和地方性斑疹伤寒、黑热病、包虫病、丝虫病，除霍乱、细菌性和阿米巴性痢疾、伤寒和副伤寒以外的感染性腹泻病。

4. 对乙类传染病中传染性非典型肺炎、炭疽中的肺炭疽和人感染高致病性禽流感、甲型 H1N1 流感采取甲类传染病的预防、控制措施。

2020 年 3 月 3 日国家卫生健康委员会发布了《新型冠状病毒肺炎诊疗方案（试行第七版）》。新型冠状病毒肺炎作为急性呼吸道传染病已纳入《中华人民共和国传染病防治法》规定的乙类传染病，按甲类传染病管理。

三、传染病的报告时限

医疗机构发现甲类（鼠疫、霍乱）及按甲类管理的乙类传染病（传染性非典型肺炎、炭疽中的肺炭疽、人感染高致病性禽流感、甲型 H1N1 流感等），或者发现其他传染病、不明原因疾病暴发时，2h 之内报告卫生行政部门，发现其他乙类和丙类传染病时应 24h 之内报告。

四、传染病报告种类

1. 法定甲、乙类传染病的确诊病例、疑似病例、病原携带者（乙肝、丙肝、梅毒病原携带者除外）。

2. 法定丙类传染病的确诊病例、疑似病例。

3. 上述规定以外的其他传染病，根据其暴发、流行情况和危害程度需要列入乙类、丙类传染病，由国务院卫生行政部门决定予以公布。

五、传染病报卡的填报要求

1. 传染病报告病例分为五类：疑似病例、临床诊断病例、实验室诊断病例、病原携带者和阳性检测结果。

2. 阳性检测结果仅供采血机构填写。

3. 肺结核：涂阳、仅培阳者报实验室诊断病例，菌阴、未痰检者报临床诊断或疑似病例。

4. 梅毒、艾滋病均需要有实验室病原检查结果。

5. 疑似脊髓灰质炎按急性迟缓性麻痹（AFP）病例报告，报临床诊断病例。

6. 传染病复诊患者、乙肝病毒携带者、梅毒仅梅毒螺旋体抗体（TP）阳性，三种情况均不需要报告，具体处置如下：

①传染病复诊患者不报卡，但需说明理由，门诊患者在诊断弹框备注，住院患者在病程记录备注。②乙肝病毒携带者不报卡（谷丙转氨酶＜40U/L），诊断为乙型病毒性重型肝炎（初诊）才报卡。③TP 阳性患者需做甲苯胺红不加热血清试验（TRUST），只有 TP 和 TPUST 同时阳性才能诊断为梅毒，才需要报卡。

六、传染病报卡的注意事项

1. 家长姓名：14 岁以下的患儿要求填写患儿家长姓名。

2. 工作单位：学生（托幼儿童）详细填写发病时所在学校（托幼机构）及班级名称。

3. 现住地址：至少须详细填写到乡镇（街道）。现住址一般指患者发病时的居住地，不是户籍所在地。

4. 发病日期：本次发病日期。病原携带者填初检日期或就诊时间。

5. 诊断日期：本次诊断日期。诊断日期距离报卡时间不能超过 24h。

第二节 标准预防与职业防护

一、标准预防的定义

标准预防是基于患者的血液、体液、分泌物（不包括汗液）、非完整皮肤和黏膜均可能含有感染性因子的原则而采取的预防措施，适用于所有患者和医务人员。标准预防通常包括手卫生，使用个人防护用品，呼吸卫生/咳嗽礼仪，正确安置及运送患者，及时、正确地处理污染的医疗器械、器具、织物和环境，安全注射等方面。

二、标准预防的特点

1. 既要防止血源性疾病的传播，也要防止非血源性疾病的传播。

2. 强调双向防护，既要防止疾病从患者传至医护人员，又要防止疾病从医护人员传至患者。

3. 根据疾病的主要传播途径，采取相应的隔离措施，包括接触隔离、空气隔离和飞沫隔离。

三、医务人员分级防护原则

1. 一般防护：适用于普通门（急）诊、普通病房的医务人员。①严格遵守标准预防的原则。②工作时应穿工作服、戴外科口罩。③执行手卫生。④根据工作需要戴乳胶手套。

2. 一级防护：适用于发热门诊与感染疾病科医务人员。①严格遵守标准预防的原则。②严格遵守消毒、隔离的各项规章制度。③工作时应穿工作服、戴工作帽和外科口罩，穿隔离衣、戴乳胶手套。④严格执行手卫生。⑤结束工作时进行个人卫生处置，并注意呼吸道与黏膜的防护。

3. 二级防护：适用于进入疑似或确诊经空气传播疾病患者安置地或为患者提供一般诊疗操作的医务人员。①严格遵守标准预防的原则。②严格遵守消毒、隔离的各项规章制度。③进入隔离病房的医务人员必须戴医用防护口罩、工作帽，穿工作服、隔离衣，必要时穿鞋套。④接触可疑的体液、分泌物、排泄物等物质时应戴手套。⑤进行可能产生喷溅的操作时，应戴护目镜和（或）防护面罩。⑥严格按照区域管理要求，正确穿戴和脱摘防护用品，并注意呼吸道、口腔、鼻腔黏膜和眼睛的卫生与防护。

4. 三级防护：适用于为疑似或确诊患者进行产生气溶胶操作的医务人员。除二级防护外，还应当加戴面罩或全面型呼吸防护器。

四、个人防护用品

1. 个人防护用品的定义：个人防护用品（Personal Protective Equipment，PPE）是用于保护医务人员避免接触感染性因子的各种屏障用品，包括口罩、手套、护目镜、防护面罩、防水围裙、隔离衣、防护服等。

2. 个人防护用品选用的原则：

（1）当医务人员的手可能接触血液、黏膜、破损的皮肤，或进行血管穿刺，或接触污染物、其他潜在污染物、被污染的表面时，应戴手套。

（2）血液或其他潜在污染物可能污染眼、鼻和口时，医务人员应戴口罩和护目镜，或者戴面罩。

（3）可能发生职业暴露时，医务人员应穿着工作服、围裙、隔离衣、手术衣或其他适宜的防护服。具体穿戴何种防护服应根据暴露程度而定。

（4）可能发生大量的血液或潜在污染物污染时，应穿戴手术帽、鞋套和（或）工作鞋。

五、医务人员防护用品穿脱流程

1. 穿戴防护用品应遵循的流程：

（1）从清洁区进入潜在污染区：洗手＋戴帽子→戴医用防护口罩→穿工作服→换工作鞋→进入潜在污染区。手部皮肤破损时应戴乳胶手套。

（2）潜在污染区进入污染区：穿隔离衣或防护服→戴护目镜/防护面罩→戴手套→穿鞋套→进入污染区。

（3）为患者进行吸痰、气管切开、气管插管等操作时，可能接触患者的分泌物及体内物质，进行诊疗护理工作前应戴防护面罩或全面型呼吸防护器。

2. 脱防护用品应遵循的流程：

（1）从污染区进入潜在污染区：摘手套、消毒双手→摘护目镜/防护面罩→脱隔离衣或防护服→脱鞋套→洗手和（或）手消毒→进入潜在污染区，洗手或手消毒。用后物品分别放置于专用污物容器内。

（2）从潜在污染区进入清洁区：洗手和（或）手消毒→脱工作服→摘医用防护口罩→摘帽子→洗手和（或）手消毒后，进入清洁区。

（3）离开清洁区：沐浴、更衣→离开清洁区。

3. 注意事项：

（1）医用防护口罩的效能一般可持续 6~8h，如遇污染或潮湿，应及时更换。

（2）离开隔离区前应对佩戴的眼镜进行消毒。

（3）医务人员接触多个同类传染病患者时，防护服可连续应用。

（4）接触疑似患者，防护服应每个患者之间进行更换。

（5）防护服被患者血液、体液、污物污染时，应及时更换。

（6）戴医用防护口罩或全面型呼吸防护器应进行面部密合性试验。

（7）隔离区工作的医务人员应每日监测体温两次，体温超过 37.3 ℃及时就诊。

（8）医务人员应严格执行区域划分的流程，按程序做好个人防护，方可进入病区，下班前沐浴、更衣后，方可离开隔离区。

（9）空气与物体表面的消毒应遵循《医疗机构消毒技术规范（WS/T 367-2012)》。

六、口罩的种类及适用情况

1. 医用防护口罩：口罩应覆盖佩戴者的鼻、口及下巴，应有良好的面部密合性，表面不得有破洞、污渍，不应有呼气阀。

2. 医用外科口罩：口罩用于覆盖住佩戴者的鼻、口及下巴，为防止微生物、体液、颗粒物等直接透过提供物理屏障。口罩外观应整洁、形状完好，表面不得有破损、污渍。口罩佩戴好后，应能罩住佩戴者的鼻、口及下巴。应符合设计尺寸及允差。

3. 一次性使用医用口罩：口罩外观应整洁、形状完好，表面不得有破损、污渍。口罩佩戴好后，应能罩住佩戴者的鼻、口及下巴。应符合设计的尺寸，最大偏差应不超过±5％。

七、口罩佩戴方法

1. 佩戴医用外科口罩的方法：

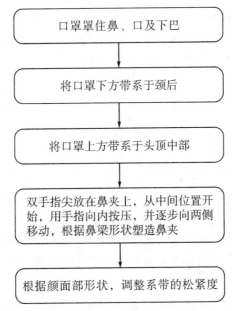

口罩罩住鼻、口及下巴

↓

将口罩下方带系于颈后

↓

将口罩上方带系于头顶中部

↓

双手指尖放在鼻夹上，从中间位置开始，用手指向内按压，并逐步向两侧移动，根据鼻梁形状塑造鼻夹

↓

根据颜面部形状，调整系带的松紧度

2. 佩戴医用防护口罩的方法：

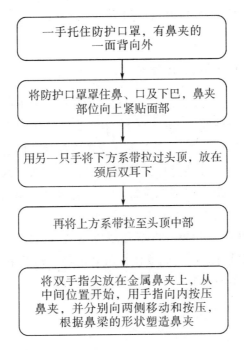

一手托住防护口罩，有鼻夹的一面背向外

↓

将防护口罩罩住鼻、口及下巴，鼻夹部位向上紧贴面部

↓

用另一只手将下方系带拉过头顶，放在颈后双耳下

↓

再将上方系带拉至头顶中部

↓

将双手指尖放在金属鼻夹上，从中间位置开始，用手指向内按压鼻夹，并分别向两侧移动和按压，根据鼻梁的形状塑造鼻夹

3. 注意事项：

（1）不应一只手捏鼻夹。

（2）医用外科口罩只能一次性使用。

（3）口罩潮湿后，或者受到患者血液、体液污染后，应及时更换。

（4）每次佩戴医用防护口罩进入工作区域之前，应进行密合性检查。检查方法：将双手完全盖住防护口罩，快速呼气，若鼻夹附近有漏气，应调整鼻夹，若漏气位于四周，应调整到不漏气为止。

4. 摘除口罩的操作顺序：

（1）手卫生。

（2）不要接触口罩前面（污染面）。

（3）先解开下面的系带，再解开上面的系带。

（4）用手仅捏住口罩的系带丢至指定容器内。

（5）手卫生。

八、无菌手套脱戴方法

1. 戴无菌手套的方法：

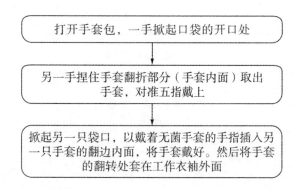

2. 脱无菌手套的方法：

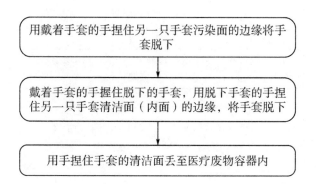

3. 注意事项：

（1）诊疗护理不同的患者之间应更换手套。

（2）操作完成后脱去手套，应按规定程序与方法洗手，戴手套不能替代洗手，必要时进行手消毒。

（3）操作时发现手套破损时，应及时更换。

（4）戴无菌手套时，应防止手套污染。

九、隔离衣穿脱方法

1. 穿隔离衣的方法：

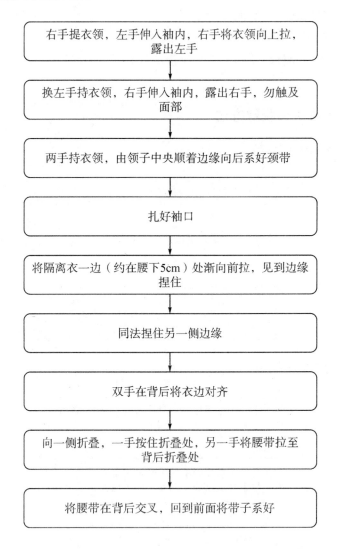

右手提衣领，左手伸入袖内，右手将衣领向上拉，露出左手

↓

换左手持衣领，右手伸入袖内，露出右手，勿触及面部

↓

两手持衣领，由领子中央顺着边缘向后系好颈带

↓

扎好袖口

↓

将隔离衣一边（约在腰下5cm）处渐向前拉，见到边缘捏住

↓

同法捏住另一侧边缘

↓

双手在背后将衣边对齐

↓

向一侧折叠，一手按住折叠处，另一手将腰带拉至背后折叠处

↓

将腰带在背后交叉，回到前面将带子系好

2. 脱隔离衣的方法：

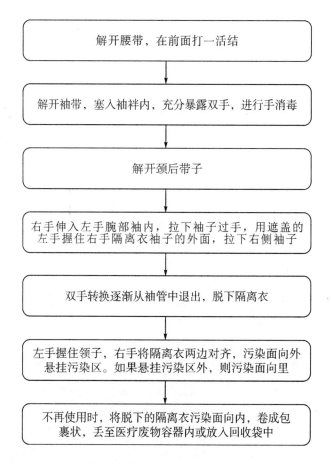

解开腰带，在前面打一活结

↓

解开袖带，塞入袖袢内，充分暴露双手，进行手消毒

↓

解开颈后带子

↓

右手伸入左手腕部袖内，拉下袖子过手，用遮盖的左手握住右手隔离衣袖子的外面，拉下右侧袖子

↓

双手转换逐渐从袖管中退出，脱下隔离衣

↓

左手握住领子，右手将隔离衣两边对齐，污染面向外悬挂污染区。如果悬挂污染区外，则污染面向里

↓

不再使用时，将脱下的隔离衣污染面向内，卷成包裹状，丢至医疗废物容器内或放入回收袋中

3. 注意事项：

（1）隔离衣只限在规定区域内穿脱。

（2）穿前应检查隔离衣有无破损，穿时勿使衣袖触及面部及衣领。

（3）发现有渗漏或破损应及时更换，脱时应注意避免污染。

十、防护服穿脱方法

1. 穿防护服：

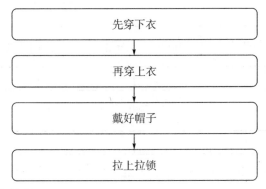

2. 脱分体防护服：

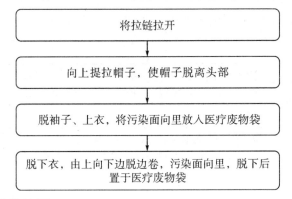

3. 脱连体防护服：

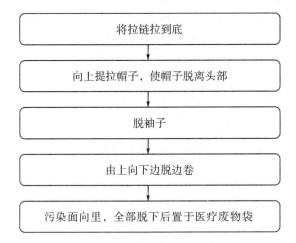

4．注意事项：

（1）防护服只限在规定区域内穿脱。

（2）穿前应检查防护服有无破损。穿时勿使衣袖触及面部及衣领，发现有渗漏或破损应及时更换脱时应注意避免污染。

十一、不同传播途径疾病的隔离与预防

1．接触传播的隔离预防：

（1）定义：病原体通过手、媒介物直接或间接接触导致的传播。

（2）疾病：多重耐药菌感染、消化道感染、皮肤感染、经血液传播的疾病等。

（3）患者：应限制患者的活动范围；应减少转运；如需要转运时，应采取有效措施，减少对其他患者、医务人员和环境表面的污染。

（4）医务人员：接触隔离患者的血液、体液、分泌物、排泄物等物质时，应戴手套。离开隔离病室前，接触污染物品后应摘除手套，洗手和/或手消毒。手上有伤口时应戴双层手套。进入隔离病室，从事可能污染工作服的操作时，应穿隔离衣。离开病室前，脱下隔离衣，按要求悬挂，每天更换、清洗与消毒，或使用一次性隔离衣，用后按照医疗废物管理要求进行处置。接触甲类传染病患者时应按要求穿脱防护服，离开病室前脱去防护服，防护服按医疗废物管理要求进行处置。

2．飞沫传播的隔离预防：

（1）定义：带有病原微生物的飞沫核（$> 5\mu m$），在空气中短距离（1m内）移动到易感人群的口、鼻黏膜或眼结膜等导致的传播。

（2）疾病：白喉、流行性脑脊髓膜炎、百日咳、病毒性腮腺炎、流感等。

（3）患者：确诊或疑似的传染病患者应安置在单人隔离房间。受条件限制的医院，同种病原体感染的患者可安置于一室。应减少转运，当需要转运时，医务人员应注意防护。当患者病情容许时，应戴外科口罩，并定期更换。应限制患者的活动范围。患者之间、患者与探视者之间的相隔距离在1m以上，探视者应戴外科口罩。加强通风或进行空气的消毒。

（4）医务人员：应严格按照区域流程，在不同的区域穿戴不同的防护用品，离开时按要求摘脱，并正确处理使用后的物品。与患者近距离（1m以内）接触时，应戴帽子、医用防护口罩。进行可能产生喷溅的诊疗操作时，应戴护目镜或防护面罩、穿防护服。接触患者及其血液、体液、分泌物、排泄物等物质时应戴手套。

3. 空气传播的隔离预防：

（1）定义：带有病原微生物的微粒子（≤5μm）通过空气流动导致的疾病传播。

（2）疾病：开放性肺结核、水痘、麻疹等。

（3）患者：无条件收治时，应尽快转送至有条件的医疗机构进行收治，并注意转运过程中医务人员的防护。当患者病情容许时，应戴外科口罩，定期更换，并限制其活动范围。应严格空气消毒。

（4）医务人员：严格按照区域流程，在不同的区域穿戴不同的防护用品，离开时按要求摘脱，并正确处理使用后的物品。进入确诊或疑似传染病患者房间时，应戴帽子、医用防护口罩。进行可能产生喷溅的诊疗操作时，应戴护目镜或防护面罩，穿防护服。当接触患者及其血液、体液、分泌物、排泄物等物质时应戴手套。

第三节　医务人员职业暴露

一、定义

职业暴露指医务人员在从事医疗及相关工作的过程中，通过针刺、咬伤、擦伤和割伤等途径穿透皮肤或黏膜屏障，接触有血源性病原体的血液或有其他潜在传染性物质。

最常见的暴露类型为针刺伤、皮肤或黏膜暴露。

二、职业暴露的途径

职业暴露的途径包括经皮损伤（针刺、利器损伤）、经黏膜（眼、口、鼻）、经不完整皮肤（裂开、溃疡、擦伤）、长时间接触（完整的皮肤与血液、体液接触超过5min），其中针刺伤是职业暴露的最主要方式。

三、职业暴露的主要预防措施

1. 医务人员进行有可能接触患者血液、体液的诊疗和护理操作时必须戴手套；操作完毕，脱手套后立即洗手，必要时进行手消毒。

2. 在诊疗、护理操作过程中，若可能发生血液、体液飞溅到医务人员面部的情况，医务人员应戴具有防渗透性能的口罩、防护眼镜；若可能发生血液、体液大面积飞溅或有可能污染医务人员的身体时，应当穿戴具有防渗透性能的隔离衣或围裙。

3. 医务人员手部皮肤发生破损，在进行有可能接触患者血液、体液的诊疗、护理操作时必须戴双层手套。

4. 医务人员在进行侵袭性诊疗、护理操作过程中，要保证充足的光线，并特别注意防止被针头、缝合针、刀片等锐器刺伤或划伤。

5. 使用后的锐器应当直接放入耐刺、防渗漏的利器盒，或利用针头处理设备进行安全处置，也可以使用具有安全性能的注射器、输液器等医用锐器，以防刺伤。禁止将使用后的一次性针头重新套上针头套，禁止用手直接接触使用后的针头、刀片等锐器。

四、发生职业暴露后的报告流程

上报科室领导，网上填写并打印或手工填写职业暴露报告表，如果有源患者的病毒检验报告，则一并打印交至急诊科住院总处。

五、发生黏膜、体液暴露后的应急处理

流动水清洗被污染的皮肤，用生理盐水/流动水冲洗被污染的黏膜。并按院感要求上报医院院感科，急诊科采取相应预防措施。

六、发生针刺伤或血液、体液直接暴露后的应急处理

针刺伤：如有伤口，应当轻柔地由近心端向远心端挤压，避免挤压伤口局部，尽可能挤出损伤处的血液，再用流动水进行冲洗。冲洗后用消毒液，如用安尔碘皮肤消毒液进行消毒，并包扎伤口（一挤二冲三消毒），必要时包扎。并按院感要求上报医院院感科，急诊科采取相应预防措施。

七、发生人类免疫缺陷病毒职业暴露的应急处理

发生职业暴露后：处理伤口→填报登记表→及时上报相关部门→完成医务人员及患者血清学检测：

（1）若患者人类免疫缺陷病毒抗体（HIVAg）阳性，启动应急包，追踪血清学。

（2）若患者为艾滋病晚期，除上述处理外，加用蛋白酶抑制剂。

（3）若患者HIVAg阴性，追踪血清学。

八、发生乙肝病毒职业暴露的应急处理

发生职业暴露后：处理伤口→填报登记表→及时上报相关部门→完成医务人员及患者血清学检测。

医务人员抗－乙肝表面抗原（HBsAg）≥10IU/mL，血清学追踪。

医务人员抗－HBsAg＜10IU/mL：①若患者 HBsAg 阳性或情况不明，医务人员 24h 内肌肉注射乙肝免疫球蛋白，疫苗加强或全程。②若患者 HBsAg 阴性，医务人员血清学追踪，疫苗加强或全程。

第四节　手卫生

一、手卫生定义及相关概念

1. 手卫生：医务人员洗手、卫生手消毒和外科手消毒的总称。

2. 洗手：医务人员用肥皂（皂液）和流动水洗手，去除手部皮肤污垢、碎屑和部分致病菌的过程。

3. 卫生手消毒：医务人员用速干手消毒剂揉搓双手，以减少手部暂居菌的过程。

4. 外科手消毒：外科手术前医务人员用肥皂（皂液）和流动水洗手，再用手消毒剂清除或杀灭手部暂居菌和减少常居菌的过程。

5. 手消毒剂：用于手部皮肤消毒，以减少手部皮肤细菌的消毒剂。

6. 速干手消毒剂：含有醇类和护肤成分的手消毒剂。包括水剂、凝胶和泡沫型。

7. 免冲洗手消毒剂：主要用于外科手消毒，消毒后不需用水冲洗的手消毒剂。包括水剂、凝胶和泡沫型。

8. 常居菌：是指能从大部分人体皮肤上分离出来的微生物，是皮肤上持久的固有寄居菌，不易被机械摩擦消除。如凝固酶阴性葡萄球菌、棒状杆菌类、丙酸菌属、不动杆菌属等。一般情况不致病。

9. 暂居菌：指寄居在皮肤表层，常规洗手容易被清除的微生物。直接接触患者或被污染的物体表面时可获得，可随时通过手接触传播，与医院感染密切相关。

二、手卫生的五个重要时机

1. 接触患者前。

2. 进行无菌操作前。

3. 体液暴露后。

4. 接触患者后。

5. 接触患者周围环境后。

三、洗手方法

1. 掌心相对，手指并拢，相互揉搓。
2. 手指交叉，掌心对手背揉搓。
3. 手指交叉，掌心相对揉搓。
4. 弯曲手指关节在掌心揉搓。
5. 拇指在掌中揉搓。
6. 指尖在掌心揉搓。
7. 必要时揉搓手腕。

四、洗手注意事项

1. 在流动水下，使双手充分淋湿。
2. 取适量肥皂（皂液），均匀涂抹至整个手掌、手背、手指和指缝。
3. 认真清洗指甲、指尖、指缝和指关节等易污染的部位。
4. 手部不佩戴戒指等饰物。
5. 应当使用一次性纸巾或干净的小毛巾擦干双手，毛巾应当一用一消毒。
6. 手未受到患者血液、体液等物质明显污染时，可以使用速干手消毒剂消毒双手代替洗手。
7. 双手揉搓至少 15s。
8. 卫生手消毒 15～20s。
9. 洗手 40～60s。

第五节　医疗废物

一、定义

医疗废物指医疗卫生机构在进行医疗、预防、保健及其他相关活动中产生的具有直接或间接感染性、毒性及其他危害性的废物。

二、医疗废物的分类

《医疗废物分类目录》（卫医发〔2003〕287 号）将医疗废物分为 5 大类，即感染性废物、损伤性废物、病理性废物、药物性废物、化学性废物。

1. 感染性废物：感染性废物是指携带病原微生物、具有引发感染性疾病传播危险的医疗废物，包括：

（1）被患者血液、体液、排泄物污染的物品，包括棉球、棉签、引流棉条、纱布及其他各种敷料，一次性使用卫生用品、一次性使用医疗用品及一次性医疗器械，废弃的被服，其他被患者血液、体液、排泄物污染的物品。

（2）医疗机构收治的隔离传染病患者或疑似传染病患者产生的生活垃圾。

（3）病原体的培养基、标本和菌种、毒种保存液。

（4）各种废弃的医学标本。

（5）废弃的血液、血清。

（6）使用后的一次性使用医疗用品及一次性医疗器械视为感染性废物。

2. 损伤性废物：损伤性废物是指能够刺伤或割伤人体的废弃的医用锐器，包括：

（1）医用针头、缝合针。

（2）各类医用锐器，包括解剖刀、手术刀、备皮刀、手术锯等。

（3）载玻片、玻璃试管、玻璃安瓿等。

3. 药物性废物：药物性废物是指过期、淘汰、变质或被污染的废弃药品，包括：

（1）废弃的一般性药品，如抗生素、非处方类药品等。

（2）废弃的细胞毒性药物和遗传毒性药物。该类药物包括致癌性药物，如硫唑嘌呤、环磷酰胺等；可疑致癌性药物，如顺铂、丝裂霉素等；免疫抑制剂。

（3）废弃的疫苗、血液制品等。

4. 化学性废物：化学性废物是指具有毒性、腐蚀性、易燃易爆性的废弃化学物品，包括：

（1）医学影像室、实验室废弃的化学试剂。

（2）废弃的过氧乙酸、戊二醛等化学消毒剂。

（3）废弃的汞血压计、汞温度计。

5. 病理性废物：病理性废物是指在诊疗过程中产生的人体废弃物、医学实验动物尸体等，包括：

（1）手术及其他诊疗过程中产生的废弃的人体组织、器官等。

（2）医学实验动物的组织、尸体。

（3）病理切片后废弃的人体组织、病理蜡块等。

三、处理原则

分类收集、不得混装。感染性废物用黄色医疗塑料袋装。损伤性废物放入锐器盒。病理性、化学性及药物性废物放入专用的容器中。生活垃圾用黑色塑料袋装。可回收利用垃圾用白色塑料袋装。

四、医疗废物管理

1. 医疗废物分类收集：

（1）根据医疗废物的类别，将医疗废物分置于符合要求的容器或包装物内。

（2）盛装医疗废物前，应当对医疗废物包装或容器进行认真检查，确保无破损、渗漏和其他缺陷。

（3）感染性废物、病理性废物、损伤性废物、药物性废物及化学性废物不能混合收集。

（4）隔离的传染患者或疑似患者产生的医疗废物使用双层包装物，盛装的医疗废物达到包装物的 3/4 时紧密、严实封口。

（5）放入包装物或容器内的感染性废物、病理性废物、损伤性废物不得取出。

（6）包装物的外表面被感染性废物污染时，对被污染处进行消毒处理或增加一层包装。

（7）医疗废物的每个包装物或容器应有废物专用警示标志中文标签，标签上要注明废物产生单位、产生日期、类别及需要特别说明等。

2. 医疗废物运送：

（1）运送人员在运送前检查包装物或容器的标志、标签及封口是否符合要求，不符合要求者不得运送至暂存点。

（2）运送人员在运送时，防止造成包装物的破损和医疗废物的流失、泄漏和扩散，防止医疗废物直接接触身体。

（3）运送医疗废物使用防渗漏、防遗撒、无锐利边角、易于装卸和清洁的专用工具。

（4）每次运送工作结束后，对运送工具及暂存点及时进行清洁和消毒。

3. 医疗废物暂存：

（1）在各医疗废物产生点及暂存点建立医疗废物登记本，内容包括医疗废物的来源、种类、重量或数量、交接时间、最终去向及经办人签名等项目，登记资料至少保存 3 年。

（2）医疗废物从产生点移至医疗废物暂存点时应进行登记，实行双签字。

（3）医疗废物从暂存点移至医疗废物处置单位时应做好交接、登记工作。

（4）医疗废物分类收集、标志清楚，专人收集，运送到暂存点，暂存点管理人员做好交接登记，做好运送工具及暂存点的清洁消毒。

4. 医疗废物处置：

（1）卫生行政部门负责对医疗废物收集、运送、储存、处置过程中的疾病防治工作，实施统一的监督管理。环境保护行政主管部门对医疗废物收集、运送、储存、处置活动过程中的环境污染防治工作，实施统一的监督管理。

（2）建立健全医疗废物管理责任制和责任追究制，医疗卫生机构的主要领导为第一责任人，配备专（兼）职人员。如管理措施不力，违反《医疗废物管理条例》有关规定，应追究当事人及主要领导责任。

（3）医疗卫生机构要切实加强医疗废物的管理，建立回收、运送、储存、处置各环节的工作台账，并认真做好登记。登记内容包括医疗废物的来源、种类、数量或重量、交接时间、处置方法、最终去向及经办人签名等项目。登记资料至少保存 3 年。

（4）医疗卫生机构必须根据《医疗废物管理条例》的规定，包装处置使用专用包装物和容器，并有明显的警示标志和警示说明。对医疗废物要实行分类包装处置，同时必须与生活垃圾严格区分处置。

（5）医疗卫生机构在医疗废物的处置过程中应当严格执行消毒制度，包括对储存场地、专用容器运输工具的消毒清洁。

5. 关于医疗废物的相关注意事项：

（1）容量达 3/4 时必须及时扎紧或密封，暂存于专用周转箱内。

（2）包装袋污染或破损时，必须再加一层清洁的包装袋。

（3）容器必须及时清洗消毒。

（4）利器盒置于方便医护人员随时丢弃损伤性医疗废物的地方。

（5）使用后的一次性医疗器具和容易致人损伤的医疗废物应当先毁形处理，并经消毒后回收、焚烧。

（6）能够焚烧的，应当先消毒后焚烧。

第六节　医疗机构环境表面清洁与消毒

一、术语及定义

1. 环境表面：指医疗机构建筑物内部表面和医疗器械设备表面，前者如墙面、地面、玻璃窗、门、卫生间台面等；后者如监护仪、呼吸机、透析机、新生儿暖箱的表面等。

2. 环境表面清洁：清除环境表面污物的过程。

3. 清洁工具：用于清洁和消毒的工具，如擦拭布巾、地巾和地巾杆、盛水容器、手套（乳胶或塑料）、洁具车等。

4. 清洁单元：邻近某一患者的相关高频接触表面为一个清洁单元，如该患者使用的病床、床边桌、监护仪、呼吸机、微量泵等可视为一个清洁单元。

5. 高频接触表面：患者和医务人员手频繁接触的环境表面，如床栏、床边桌、呼叫按钮、监护仪、微量泵、床帘、门把手等。

6. 污点清洁与消毒：对被患者的少量体液、血液、排泄物、分泌物等感染性物质小范围污染的环境表面进行的清洁与消毒处理。

7. 消毒湿巾：以非织造布、织物、无尘纸或其他原料为载体，纯化水为生产用水，适量添加消毒剂等原材料，制成的具有清洁与消毒作用的产品，适用于消毒人体表面、一般物体表面、医疗器械表面及其他物体表面。

8. A0 值：评价湿热消毒效果的指标，指当以 Z 值表示的微生物杀灭效果为 10K 时，温度相当于 80℃的时间（秒）。A0 值为 600 是复用清洁工具消毒的最低要求。

9. 隔断防护：医疗机构内部改建、修缮、装修等工程实施过程中，采用塑料、装饰板等建筑材料作为围挡，以完全封闭施工区域，防止施工区域内的尘埃、微生物等污染非施工区域内环境表面的措施。

10. 人员卫生处理：对被污染或可能被污染的人员进行人体、着装、随身物品等方面的清洁与消毒过程。

11. 清洁工具的复用处理：对使用过或污染后的复用清洁工具进行清洗与消毒的处理过程。

12. 低度风险区域：基本没有患者或患者只作短暂停留的区域，如行政管理部门、图书馆、会议室、病案室等。

13. 中度风险区域：有普通患者居住，患者体液、血液、排泄物、分泌物对环境表面存在潜在污染可能性的区域，如普通住院病房、门诊科室、功能检查室等。

14. 高度风险区域：有感染或定植患者居住的区域，以及对高度易感患者采取保护性隔离措施的区域，如手术室、产房、重症监护病区、感染性疾病病房、移植病房、烧伤病房、早产儿室等。

二、医院物品的分类

1968 年，E. H. Spaulding 根据医疗器械污染后使用所致感染的危险性大小及在患者使用之间的消毒或灭菌要求，将医疗器械分为三类，即高度危险性物品（critical items）、中度危险性物品（semi-critical items）和低度危性物品（non-critical items）。

1. 高度危险性物品：进入人体无菌组织、器官、脉管系统的物品，或有无菌体液从中流过的物品，或接触破损皮肤、破损黏膜的物品，一旦被微生物污染，具有极高感染风险，如手术器械、穿刺针、腹腔镜、活检钳、心脏导管、植入物等。

2. 中度危险性物品：与完整黏膜相接触，而不进入人体无菌组织、器官和血流，也不接触破损皮肤、破损黏膜的物品，如胃肠道内镜、气管镜、喉镜、口肛表、呼吸机管道、麻醉机管道、压舌板、肛门直肠压力测量导管等。

3. 低度危险性物品：与完整皮肤接触而不与黏膜接触的器材，如听诊器、血压计袖带等；病床围栏、床面及床头柜、被褥；墙面、地面、痰盂（杯）和便器等。

三、清洁与消毒原则

1. 应遵循先清洁再消毒的原则，采取湿式卫生的清洁方式。

2. 根据风险等级和清洁等级要求制定标准化操作规程，内容应包括清洁与消毒的工作流程、作业时间和频率、使用的清洁剂与消毒剂名称、配制浓度、作用时间及更换频率等。

3. 应根据环境表面和污染程度选择适宜的清洁剂。

4. 有明确病原体污染的环境表面，应根据病原体抗力选择有效的消毒剂，消毒剂的选择参考《医疗机构消毒技术规范（WS/T 367−2012）》。消毒产品的使用按照其使用说明书执行。

5. 无明显污染时可采用消毒湿巾进行清洁与消毒。

6. 清洁病房或诊疗区域时，应有序进行，由上而下、由里到外、由轻度污染到重度污染。有多名患者共同居住的病房，应遵循清洁单元化原则操作。

7. 实施清洁与消毒时应做好个人防护，不同区域环境的清洁人员个人防护应符合规定。工作结束时应做好手卫生与人员卫生处理，手卫生应依据《医务人员手卫生规范（WS/T 313−2019）》的要求。

8. 对高频接触、易污染、难清洁与消毒的表面，可采取屏障保护措施，用于屏障保护的覆盖物（如塑料薄膜、铝箔等）实行一用一更换。

9. 清洁工具应分区使用，实行颜色标记。

10. 宜使用微细纤维材料的擦拭布巾和地巾。

11. 对精密仪器设备表面进行清洁与消毒时，应参考仪器设备说明书，关注清洁剂与消毒剂的兼容性，选择适合的清洁与消毒产品。

12. 在诊疗过程中发生患者体液、血液等污染时，应随时进行污点清洁与消毒。

13. 使用中的新生儿床和暖箱的内表面，日常清洁应以清水为主，不应使用任何消毒剂。

14. 不应将使用后或污染的擦拭布巾或地巾重复浸泡至清洁用水、使用中的清洁剂和消毒剂内。

四、日常清洁与消毒

1. 医疗机构应将所有部门与科室按风险等级划分为低度风险区域、中度风险区域和高度风险区域。

2. 不同风险等级区域应实施不同的环境清洁与消毒管理措施，具体见表4-1。

表4-1　不同等级风险区域的日常清洁与消毒管理

风险等级	环境清洁等级分类	方式	频率（次/天）	标准
低度风险区域	清洁级	湿式卫生	1~2	要求达到区域内环境干净、干燥、无尘、无污垢、无碎屑、无异味等
中度风险区域	卫生级	湿式卫生，可采用清洁剂辅助清洁	2	要求达到区域内环境表面菌落总数≤10CFU/cm²，或自然菌减少1个对数值以上
高度风险区域	消毒级	湿式卫生，可采用清洁剂辅助清洁高频接触的环境表面，实施中、低水平消毒	≥2	要求达到区域内环境表面菌落总数符合相关标准要求

注：1. 各类风险区域的环境表面一旦发生患者体液、血液、排泄物、分泌物等污染时，应立即实施污点清洁与消毒。

2. 凡开展侵入性操作、吸痰等高度危险诊疗活动，结束后应立即实施环境清洁与消毒。

3. 在明确病原体污染时，可参考《医疗机构消毒技术规范（WS/T 367-2012）》提供的方法进行消毒。

4. 在实施清洁与消毒时，应设有醒目的警示标志。

五、强化清洁与消毒

1. 下列情况应强化清洁与消毒：

（1）发生感染暴发时，如不动杆菌属、艰难梭菌、诺如病毒等感染暴发。

（2）环境表面检出多重耐药菌，如耐甲氧西林金黄色葡萄球菌（MR-SA）、超广谱 β-内酰胺酶（ESBL）细菌及耐碳青霉烯类肠杆菌科细菌（CRE）等耐药菌。

2. 强化清洁与消毒时，应落实接触传播、飞沫传播和空气传播的隔离措施，具体参照《医疗隔离技术规范（WS/T 311－2009）》执行。

3. 强化清洁与消毒时，应增加清洁与消毒频率，并根据病原体类型选择消毒剂。

4. 对感染朊病毒、气性坏疽、感染不明原因病原体的患者周围环境的清洁与消毒措施应参照《医疗机构消毒技术规范（WS/T 367－2012）》执行。

5. 应开展环境清洁与消毒质量评估工作，并关注引发感染暴发的病原体在环境表面的污染情况。

六、门诊清洁与消毒

根据医院清洁消毒制度，结合门诊特点，拟定门诊清洁消毒制度。

1. 门诊环境的清洁消毒：

（1）门诊大厅及楼层候诊区、诊断室由保洁人员每日进行清洁消毒，门诊护士长督导检查。进行地面湿式清扫，保持空气流通，发现可疑污染或污染时，立即进行空气消毒或地面的清洁消毒。

（2）诊断室桌椅每日清洁消毒 1~2 次，一桌一椅一巾，使用后统一送医院洗浆房进行清洁消毒处理。

（3）厕所由保洁人员保持随时清洁，每日消毒两次。要求厕所地面及便池内外不能有污迹，如有排泄物等，及时清洁消毒。

（4）传染病门诊的清洁与消毒按传染病门诊相关规定执行。

2. 门诊物资的清洁消毒处理：

（1）普通诊断床床单一诊一换，发现可疑污染或污染时立即更换；特殊科室（如肠道门诊）的诊断床床单，要求一人一换。

（2）普通诊断室隔帘每季度清洁消毒一次，特殊科室（如肠道门诊、结核门诊等）的诊断室隔帘每月清洁消毒一次。发现可疑污染或污染时，立即清洁消毒更换。

（3）血压计、听诊器、体温表等重复使用物品的清洁消毒处理按医院相关规定执行。

（4）压舌板、压脉带等物品使用后，每日集中回收，交供应室清洁消毒处理。

（5）特殊科室（如结核门诊）患者产生的生活垃圾与医疗垃圾均按感染性废物处理。

（6）医疗废物按照医院的医疗废物管理制度要求收集、包装、清送、储存、销毁。

参考资料

[1] 经空气传播疾病医院感染预防与控制规范（WS/T 511−2016）.

[2] 医院隔离技术规范（WS/T 311−2009）.

[3] 医用外科口罩（YY 0469）.

[4] 一次性使用医用口罩（YY/T 0969）.

[5] 医用防护口罩（GB19083）.

[6] 医疗废物管理条例（2011 修订）.

[7] 医疗机构消毒技术规范（WS/T 367−2012）.

[8] 医务人员手卫生规范（WS/T 313−2019）.

[9] 医疗机构环境表面清洁与消毒管理规范（WS/T 512−2016）.

第五章　门诊常用急救技能

第一节　徒手心肺复苏

1. 准备：

（1）仪表符合要求，洗手，戴表。

（2）用物：纱布。

2. 操作步骤：

（1）前方有人晕倒，确认环境安全（转头，左右看），进入现场。

（2）分别朝患者的双耳呼喊（同志、同志），呼叫不应。（口述：患者无意识）

（3）解开上衣，解松裤带，观察胸廓起伏以判断呼吸是否正常，同时查看颈动脉有无搏动（气管旁开2横指）10s。（口述：患者无自主呼吸，无脉搏）

（4）向一位旁人求助：××，请拨打120，请医生前来抢救并携带除颤仪，收到请回复。

（5）确定开始时间（看表）。

（6）患者平卧于硬质平面，身体呈一条直线。（双手检查地面并观察患者身体是否呈一条直线，口述：患者身体呈一条直线）

（7）定位心脏位置（两乳头连线中点与胸骨交接处）并进行按压（30次/每个循环，频率100~120次/分钟）。

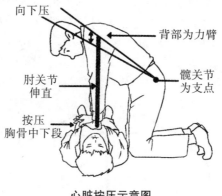

向下压

背部为力臂

肘关节
伸直

髋关节
为支点

按压
胸骨中下段

心脏按压示意图

(8) 进行颈椎的评估：颈椎有无损伤。

(9) 进行口腔的评估：口腔有无异物、分泌物、假牙。

(10) 开放气道：①仰头抬颏法；②仰头抬颈法；③托下颌法。根据情况选择一种。

(11) 取出纱布覆盖患者口鼻部，开始进行口对口人工呼吸。按压30次，吹2次气为一个循环。（吹气时一手捏紧患者鼻子，一手托起患者下颌。吹完松开鼻子，头偏向一侧观察胸廓起伏）

(12) 5个循环做完以后，以吹气结束（第五个循环开始时需口述：第五个循环），同时判断患者呼吸（观察患者胸廓有无起伏，感受患者鼻孔处有无进出气体）及脉搏（示指与中指放于颈动脉处），共数10s。（口述：患者心跳呼吸恢复，抢救成功）

(13) 呼叫患者，如患者有反应，将患者头偏向一侧，安慰患者勿紧张，如有不适请告诉我们。然后送医院急诊科进一步救治。

(14) 确认抢救成功时间（看表）。

(15) 整理患者衣物。

(16) 洗手（消毒手），做记录。（口述：××××年××月××日××：××，门诊患者于×楼×区×诊室晕倒，患者无意识、无大动脉搏动、无呼吸。立即进行徒手心肺复苏。××：××，抢救成功，患者意识恢复，大动脉搏动恢复，××次/分钟。自主呼吸恢复，××次/分钟。送患者至急诊科治疗。记录人：×××，××××年××月××日××：××；参与人：医生×××、护士×××、医生助理×××）

3. 操作要点：

(1) 胸外按压：①按压部位：两乳头连线中点与胸骨交接处，按压时手掌根不可离开按压部位。②按压手法：一手掌根部放于按压部位，另一手平行重叠于此手背上，手指交叉后并拢，只以掌根部接触按压部位，双臂位于患者胸骨的正上方，肘关节伸直与患者身体呈垂直样，利用上身的重力垂直向下按压。③按压深度：成人胸骨下陷 5～6cm。按压频率：100～120 次/分钟。按压：呼吸＝30：2。

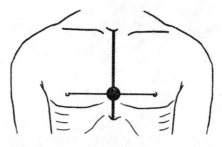

心脏按压部位图

（2）开放气道：双手拇指在患者下颌处用力，打开口腔观察有无异物、分泌物、假牙。①仰头抬颏法：抢救者一手的小鱼际置于患者前额，用力向后压使其头部后仰，另一手的示指与中指置于下颌骨下方将颏部向前上抬。②仰头抬颈法：患者仰卧，抢救者一手抬起患者颈部，另一手以小鱼际侧下压患者前额，使其头后仰，气道开放。③托下颌法：患者平卧，抢救者用两手同时将左右下颌角托起，一面使其头后仰，一面将下颌骨前移。

（3）口对口人工呼吸：①始终保持气道开放。②在吹气时要保持密闭状态。捏紧鼻子，实施者的嘴要比患者的嘴张得大，完全包住患者的嘴，呈密闭状态后缓慢均匀地吹气。③送气时捏住患者鼻子，吸气时松开鼻子，观察胸廓有无起伏。

4. 注意事项：

（1）人工呼吸时送气量不宜过大，以免引起患者胃部胀气。

（2）胸外按压时要保证足够的频率和深度，尽可能避免中断按压，每次胸外按压后要让胸廓充分的回弹，以保证胸廓得到充分的血液回流。

（3）胸外按压时肩、肘、腕在同一条垂直线上，与患者的身体长轴垂直。按压时手掌根不能离开胸壁。

5. 复苏成功的指征：

（1）面色好转，意识恢复。

（2）大动脉搏动恢复。

（3）自主呼吸恢复。

（4）瞳孔由散大转为缩小。

（5）苍白或发绀的皮肤转为红润，或者有所好转。

（6）心尖搏动恢复，听诊有心音。

6. 并发症的预防及处理：

（1）颈椎损伤：①熟练掌握三种开放气道的方法。②开放气道前应对患者的颈椎进行评估。③对疑有颈椎损伤的患者，在开放气道的时候，采取托下颌法，以免造成或加重颈椎损伤。

（2）胃膨胀、胃内容物反流而误吸入气管，引起肺炎、肺水肿、急性呼吸衰竭或急性呼吸窘迫综合征（ARDS）：①吹气时保持气道通畅，避免吹到胃内。②掌握准确的按压位置，位置为两乳头连线中点与胸骨交接处，按压位置如果偏下容易导致胃内容物反流，如发生误吸应使患者头偏向一侧，清理口腔内污物后再摆正头部，继续进行抢救。③胃内容物反流易导致误吸，从而导致肺部感染甚至 ARDS，因此复苏成功后应及时控制感染。

（3）肋骨骨折、胸骨骨折、血胸及气胸、肝脾破裂、胃肠道穿孔及出血、脂肪栓塞：①操作前对患者进行评估，应掌握准确的胸外心脏按压位置与深度，成人按压深度为胸骨下陷 5~6cm，按压应平稳规律，避免突然性动作。②实施完心肺复苏的患者，在可能的情况下，都应尽快做胸部 X 线检查，判断有无骨折、心脏出血性损伤、食管撕裂伤，以便及时抢救。

第二节　自动体外除颤仪的使用

1. 目的：纠正患者心律失常。

2. 准备：仪表端庄，戴表、口罩。

3. 用物准备：

（1）自动体外除颤仪。

（2）治疗车台面整洁、干燥，备黄色垃圾袋、黑色垃圾袋。

4. 操作步骤：

（1）前方有人晕倒，确认环境安全（转头，左右看），进入现场。

（2）分别朝患者的双耳呼喊患者（同志、同志），呼叫不应。（口述：患者无意识）

（3）解开上衣，解松裤带，观察患者胸廓有无起伏，同时查看颈动脉有无搏动（气管旁开 2 横指）10s。

（4）向一位旁人求助：××，请拨打 120，请医生前来抢救并携带除颤仪，收到请回复。

（5）确定开始时间（看表）。

(6) 患者平卧于硬质平面，身体呈一条直线。（双手检查地面并观察患者身体是否呈一条直线，口述：患者身体呈一条直线）

(7) 用速干手消毒液消毒双手。

(8) 连接电源，打开除颤仪开关。

(9) 根据语音提示暴露胸部，保持胸部皮肤清洁干燥，确保电极与裸露皮肤接触良好。（口述：患者胸部清洁干燥，无损伤，无金属物）

(10) 根据电极位置指示图将电极贴在正确的位置：对于成人患者，一电极放在胸骨右缘第 2、3 肋间隙，另一电极放在左腋中线第 5 肋间隙。对于儿童患者，应放在躯干正面和背部。

(11) 请大家远离，除颤开始。按下闪烁的橙色"电击"按钮。

(12) 语音提示除颤成功，蓝色的 i 按键将会持续亮起，按下 i 按键，收听心肺复苏指导，必要时实施徒手心肺复苏。

(13) 判断患者呼吸（观察患者胸廓有无起伏，感受患者鼻孔有无进出气体）及脉搏（示指与中指放于颈动脉处）共数 10s。（口述：患者呼吸与颈动脉搏动恢复）

(14) 呼叫患者，如患者有反应，将患者头偏向一侧，安慰患者勿紧张，如有不适请告诉我们。

(15) 除颤成功后，关闭除颤仪。

(16) 确认结束时间（看表）。

(17) 撕下电极片，放入黄色垃圾袋。判断患者胸部皮肤有无灼伤，整理患者衣物。然后送医院急诊科进一步治疗。

(18) 将除颤仪放入治疗车下层。（用 500mg/L 的有效氯消毒剂擦拭消毒）

(19) 洗手（消毒手），做记录。（口述：××××年××月××日××：××，门诊患者于×楼×区×诊室晕倒，患者无意识，无自主呼吸，判断需自动体外除颤仪除颤。除颤成功后，患者意识恢复，大动脉搏动恢复，××次/分钟。自主呼吸恢复，××次/分钟。送患者至急诊科进一步治疗。记录人：×××，××××年××月××日××：××；参与人：医生×××，护士×××、医生助理×××）

5. 注意事项：

(1) 勿将电极直接放在植入式起搏器和除颤器的正上方，避开起搏器部位至少 10cm。

(2) 放置电极片的部位应避开瘢痕、伤口。

(3) 注意检查备用电池有效期。

（4）患者如大量出汗，在除颤之前，迅速将患者的胸部擦干。

（5）除颤时电极片要与皮肤充分接触，勿留缝隙，以免发生皮肤灼烧。

6. 并发症：心律失常（早搏、室颤、窦性心动过缓、房室传导阻滞）、低血压、肺水肿、心肌损伤、皮肤灼伤。

第三节　简易呼吸球囊的使用

1. 目的：

（1）维持和增加机体通气量。

（2）纠正威胁生命的低氧血症。

2. 抢救者准备：仪表端庄，戴表、口罩。

3. 用物准备：

（1）铺治疗盘，内置简易呼吸球囊、弯盘、清洁纱布、登记本、笔。

（2）必要时准备舌钳、开口器、压舌板，置于治疗车抽屉内。备黄色垃圾袋、黑色垃圾袋。

4. 操作步骤：

（1）前方有人晕倒，确认环境安全（转头，左右看），进入现场。

（2）分别朝患者的双耳呼喊（同志、同志），呼叫不应。（口述：患者无意识）

（3）解开上衣，解松裤带，观察胸廓起伏以判断呼吸是否正常，同时查看颈动脉有无搏动（气管旁开2横指）10s。（口述：患者无自主呼吸，无脉搏）

（4）向一位旁人求助：××，请拨打120，请医生前来抢救并携带简易呼吸球囊及除颤仪，收到请回复。

（5）确定开始时间（看表）。

（6）患者平卧于硬质平面，身体呈一条直线。（双手检查地面并观察患者身体是否呈一条直线，口述：患者身体呈一条直线）

（7）检查颈椎，开放气道，头后仰，观察口腔，如有分泌物或假牙，迅速取出。（口述：患者口腔无分泌物、无假牙、无异物）

（8）将简易呼吸球囊连接吸氧管，再与中心供氧或氧气筒连接，打开开关调节氧流量（8~10L/min）。

（9）将面罩放置于患者口鼻部，左手拇指、示指呈"C"形按住面罩，中指、无名指、小指呈"E"形，托起下颌，使面罩与口鼻紧贴、不漏气。

（10）用右手挤压呼吸球囊，有规律地挤压和放松，频率10~12次/分钟，挤压：放松的时间比为 1：1。

（11）患者有反应后，判断患者呼吸（观察患者胸廓有无起伏，感受患者鼻孔处有无进出气体）及脉搏（示指与中指于颈动脉处），共数 10s。（口述：患者呼吸与颈动脉搏动恢复）

（12）呼叫患者，如患者有反应，将患者头偏向一侧，安慰患者不要紧张，如有不适请告诉我们。然后送医院急诊科进一步救治。

（13）确认抢救成功时间（看表）。

（14）整理患者衣物。

（15）将呼吸球囊放入治疗车下层，吸氧管、面罩放入黄色医疗垃圾袋。关闭氧气装置。

（16）确认结束时间。洗手（消毒手），做记录。（口述：××××年××月××日××：××，门诊患者于×楼×区×诊室晕倒，患者无意识，无自主呼吸，判断需简易呼吸球囊辅助呼吸。××：××，抢救成功，患者意识恢复，大动脉搏动恢复，××次/分钟。自主呼吸恢复，××次/分钟。送患者至急诊科进一步治疗。记录人：×××，××××年××月××日××：××；参与人：医生×××，护士×××、医生助理×××）

5. 注意事项：

（1）有效开放气道：清理呼吸道分泌物，正确放置面罩。

（2）保证有效送气量，400～600 毫升/次。

（3）氧流量 8～10L/min。

（4）按压球囊的频率：10～12 次/分钟。

6. 并发症的预防及处理：胃膨胀、胃内容物反流而误吸入气管，引起肺炎、肺水肿、急性呼吸衰竭或 ARDS。

（1）人工通气前应评估患者体重，以每公斤体重 10～12mL 的潮气量进行人工通气。

（2）简易呼吸球囊通气流速不宜过快，否则易导致膨胀，挤压与放松的时间比为 1：1。

（3）如需胸外心脏按压，位置为两乳头连线中点与胸骨交接处，按压位置如果偏下容易导致胃内容物反流，如发生误吸应使患者头偏向一侧，清理口腔内污物后摆正头部，继续进行抢救。

（4）胃内容物反流易导致误吸，从而导致肺部感染甚至 ARDS，因此复苏成功后应及时控制感染。

7. 简易呼吸球囊的结构及作用：

（1）球囊：在为患者急救时承载氧气或氧气与空气的混合气体。

（2）面罩：罩在患者口鼻处。

（3）吸氧管：与中心供氧口对接，输送氧气到球囊。

（4）储氧袋：在为患者急救时承载还未进入患者口鼻的氧气或氧气与空气的混合气体。

第四节　吸氧

1. 目的：

（1）纠正各种原因造成的缺氧状态，提高动脉血氧分压（PaO_2）和动脉血氧饱和度（SaO_2），增加动脉血氧含量。

（2）促进组织的新陈代谢，维持机体生命活动。

2. 抢救者准备：

仪表符合要求，戴表、口罩。

3. 用物准备：

（1）治疗盘内：治疗碗（内盛冷开水）、弯盘、鼻导管、棉签。

（2）治疗盘外：氧气枕、胶布、记录单、笔、黄色垃圾袋、黑色垃圾袋。

4. 操作步骤：

（1）核对物品后携带物品至患者床旁，核对患者信息并解释吸氧原因。

（2）询问患者鼻子是否做过手术、鼻孔是否通畅，用2根棉签清洁湿润鼻腔。

（3）准备胶布。

（4）检查鼻导管是否在有效期内，确认无误后将其打开，与氧气枕相连，将鼻导管的鼻端放入治疗碗内，浸入水平面下，打开氧气枕开关，调节氧流量，同时检查鼻导管是否通畅。

（5）将鼻导管插入患者一侧鼻腔，用胶布固定好。

（6）洗手后记录给氧时间、氧流量、患者情况（是否有发绀、面色苍白等）。

（7）交代患者吸氧时应闭上嘴巴，用鼻子呼吸，氧流量不可随意调节，患者及其家属均不能在氧气枕附近吸烟、点火或随意搬动氧气枕。

（8）停止用氧时先取下鼻导管，再关氧气枕开关。

（9）洗手、记录。

（10）用物、氧气枕置于治疗车下层等待集中消毒；鼻导管为一次性物品，不可再用，丢入黄色垃圾袋；处理弯盘。

5. 注意事项：

（1）注意用氧安全，进行四防：防震、防火、防热、防油。

（2）患者吸氧时，若需调节氧流量，应先将患者的鼻导管取下，调节好氧流量后再与患者连接。停止吸氧时，先取下鼻导管再关氧气枕开关。

（3）持续吸氧的患者应当保持管道通畅，必要时进行更换。

（4）观察、评估患者吸氧效果。

6. 并发症的预防及处理：

（1）气道黏膜干燥、鼻衄：①评估患者的鼻腔情况，选择适宜的氧气管或氧气鼻塞。②调节好氧流量后再给患者安置吸氧管，避免气流过急过大损伤气道黏膜。③放置氧气管时动作应轻柔，避免损伤鼻腔黏膜。④保持室内适宜的湿度在 $50\%\sim70\%$，湿化瓶/罐内有 $1/2\sim1/3$ 的湿化液，避免鼻腔黏膜干燥。⑤对张口呼吸者，可用纯净水湿润双层纱布，覆盖口腔，每天更换 $3\sim4$ 次，以避免气道黏膜干燥。⑥拔出吸氧管前，检查鼻腔黏膜与吸氧管有无粘连。⑦如出现少量鼻衄，可冷敷鼻额部并指压止血；如鼻衄量大，可用麻黄素或肾上腺素棉球填塞止血等。

（2）感染：①操作应轻柔，避免损伤呼吸道黏膜。②暂停吸氧者，保护好吸氧管鼻塞端，避免被污染。

（3）二氧化碳麻醉：①对缺氧伴二氧化碳潴留的 II 型呼吸衰竭患者，原则上以低流量/低浓度持续给氧为宜。氧浓度 $25\%\sim33\%$，氧流量控制在 $1\sim3L/min$。②加强对患者及其家属的健康教育：说明低流量吸氧的特点和重要性，不得随意调整吸氧流量或浓度。③动态监测患者血气分析，并根据病情调整吸氧流量或浓度，必要时遵医嘱应用呼吸兴奋剂。④加强呼吸道管理，及时清除呼吸道分泌物，保持呼吸道通畅。

（4）氧中毒：①评估患者病情，根据病情、医嘱选择吸氧方式。②根据病情调节吸氧浓度或流量。③氧疗期间密切观察患者的神志、生命体征，检测患者氧饱和度和血气分析，动态观察氧疗效果。④做好患者及其家属的健康教育，不能随意调整吸氧流量或浓度。⑤一旦发现氧中毒，立即降低氧流量，并通知医生及时处理。

（5）无效吸氧：①氧疗前检查供氧设备功能是否完好。②检查氧气装置管道连接是否通畅，有无漏气。③吸氧过程中应保持吸氧管路的通畅，防止氧气导管折叠、扭曲、受压，吸氧管要妥善固定，避免脱落、移位，确保患者有效吸氧。④遵医嘱或根据患者的病情调节吸氧流量或浓度。⑤及时清除呼吸道分泌物，保持呼吸道通畅。⑥吸氧过程中，严密观察患者缺氧症状有无改善，如患者是否由烦躁不安变为安静、心率是否变慢、呼吸是否平稳、发绀有无消失等。并定时监测患者的血氧饱和度和血气分析。⑦一旦发现无效吸氧，立即处理，恢复有效的氧气供给。

第五节　吸痰

1. 目的：保持呼吸道通畅，清除患者呼吸道分泌物。

2. 人员准备：仪表端庄，戴表、口罩，洗手。

3. 用物准备：

（1）治疗盘内：盛无菌生理盐水两瓶、一次性吸痰管两根、纱布、压舌板、手套。

（2）治疗盘外：开口器、舌钳、手电筒、弯盘、记录单、笔。

（3）治疗车干净整洁，电插座、黄色垃圾袋、黑色垃圾袋完备。

4. 患者准备：

（1）评估：①全身情况。②局部情况。呼吸方式，痰液性状，口鼻黏膜是否正常。③心理状况。患者对吸痰操作的了解和配合情况。

（2）解释吸痰的目的、方法、注意事项及配合要点。

5. 操作步骤：

（1）备齐用物，核对患者信息并向患者解释吸痰原因，以取得配合。

（2）检查患者口腔、鼻腔，如有假牙需取下。

（3）连接电源。

（4）检查吸痰管有效期，戴手套，打开外包装，连接吸痰管与负压导管。

（5）打开开关，检查吸引器的性能，调节合适的负压，一般成人 0.040～0.053MPa，儿童 0.02～0.04MPa。

（6）用生理盐水试吸，润滑冲洗吸痰管。

（7）核对患者，手持吸痰管前端，插入患者口腔或鼻腔，吸痰时轻轻向上提拉吸痰管。每次吸痰时间不超过 15s，吸痰管退出后应用生理盐水抽吸冲洗，以防吸痰管被痰液堵塞。

（8）昏迷患者可用压舌板协助。

（9）吸痰毕，清洁患者口鼻，协助其取舒适体位。

（10）关闭吸引器，分离吸痰管，脱下手套，放入黄色垃圾袋。

（11）吸痰过程中注意观察痰液的性状、颜色和量，并做好记录。

（12）整理用物。

（13）洗手，记录。

6. 注意事项：

（1）严格执行无菌操作，动作轻快，避免损伤气管黏膜。

（2）吸痰前后应当给予高流量吸氧，每次吸痰时间不宜超过 15s，如痰液较多，需要再次吸引，应间隔 3~5min。

（3）如痰液黏稠，可叩拍背部，以振动痰液使痰液稀释，便于吸出。

7. 并发症的预防及处理：

（1）低氧血症：①翻身拍背，鼓励咳嗽，适时吸痰。②吸痰前后给予高浓度吸氧 1~3min，危重患者必要时给予 100％纯氧吸入 1~2min。③根据患者年龄、痰液性质选择粗细适当的吸痰管，使痰液能够顺利吸出而不阻塞气道。④成人一般选用 12、14 号吸痰管，婴幼儿多选用 10 号，新生儿常选用 6、8 号。⑤每次吸痰时间不超过 15s，连续吸痰次数不超过 3 次。⑥调节合适的负压，一般成人 0.040~0.053MPa，儿童 0.02~0.04MPa。⑦若患者发生低氧血症，应立即加吸氧流量或给予面罩加压吸氧，遵医嘱给予药物治疗，必要时进行呼吸机辅助呼吸。

（2）呼吸道黏膜损伤：①经口、鼻吸痰的患者，在吸痰前应仔细评估患者口、鼻黏膜情况，避免在损伤处操作。同时应检查患者的牙齿有无松动，活动性假牙应提前取下。②选用优质、型号适宜、具有负压调节孔的吸痰管。③吸痰前蘸无菌蒸馏水或生理盐水使其润滑，吸痰管插入的深度适宜，避免插入过深，损伤呼吸道黏膜。④禁止带负压插管，避免负压过大导致呼吸道黏膜损伤。⑤操作轻柔，避免上下提插吸痰管，更不可用力过猛。⑥每次吸痰时间不超过 15s，吸痰过程中出现吸痰管外拉困难时，严禁用力提拉。⑦对于烦躁不安的患者，应告知家属吸痰的必要性，以取得合作。固定好患者的头部，避免头部摇摆，对极度不合作者遵医嘱给予药物镇静。⑧如口腔黏膜有损伤、糜烂等，注意口腔护理并局部涂擦溃疡糊剂；如口腔有感染，可用口泰、3％过氧化氢漱口液等行口腔护理；如鼻腔黏膜有损伤，可用鱼肝油滴鼻剂。

（3）呼吸道感染：①吸痰所致的呼吸道感染可发生在呼吸道黏膜损伤之后，因此所有防止呼吸道黏膜损伤的措施均适合于预防呼吸道感染。②严格执行无菌技术操作。采用无菌吸痰管。

参考资料

[1] 2010 International Consensus on Cardiopulmonary Resuscitation and Emergency Care Science with Treatment Recommendations.

第六章　门诊安全与应急流程

第一节　门诊安全

一、门诊安全

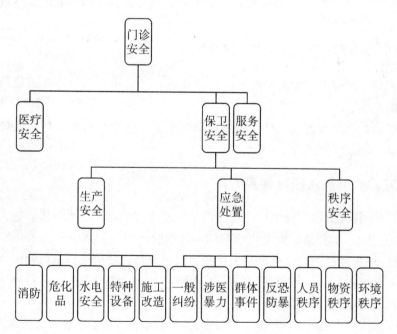

二、患者安全目标

1. 正确识别患者身份。
2. 确保用药与用血安全。
3. 强化围手术期安全管理。
4. 预防和减少健康保健相关感染。
5. 加强医务人员之间的有效沟通。
6. 防范与减少意外伤害。
7. 提升管路安全。
8. 鼓励患者及其家属参与患者安全管理。
9. 加强医学装备安全与警报管理。
10. 加强电子病历系统安全管理。

三、个人安全

如遇到情绪激动的患者，尽量安抚患者的情绪并通知咨询台护士；如遇到有伤医倾向的患者或其他人，应立即拨打院内 110 或按一键式报警按钮，让保卫部协助处理。

四、消防安全"三知""四会"

三知：知道消防设施和器材位置、知道疏散通道和出口、知道建筑布局和功能。

四会：会组织疏散人员、会扑救初期火灾、会穿戴防护装备、会操作消防器材。

五、常见消防器材使用方法

1. 干粉灭火器的使用：先拔掉销子，左手持喷嘴，右手持压力把，距火点 1.5～2.0m 的距离，对准火焰根部进行扫射。
2. 消火栓的使用：先打开消火栓，拿出水带，接上水带接口和水枪，再打开水阀。

第二节　门诊应急流程

一、患者跌倒/坠床时的应急处理流程

1. 患者不慎跌倒/坠床，应立即赶赴现场处理，同时通知护士及医生。
2. 判断患者意识，协助护士测量血压、心率、呼吸，初步了解受伤情况。
3. 医生到场后，协助医生进行检查，遵医嘱正确处理。
4. 如病情允许，将患者移回至原病床或急诊科。
5. 协助医生通知家属。
6. 协助护士记录患者跌倒/坠床的经过和抢救/处置过程。
7. 协助咨询台护士分析跌倒因素，加强安全教育。

二、失窃时的应急处理流程

1. 发现失窃，保护现场。
2. 报告保卫部。
3. 协助调查，维持秩序。
4. 告诉患者保管好个人物品。

三、遭遇暴徒时的应急处理流程

1. 遇到暴徒，保持冷静。
2. 正确分析和处理，正当防卫。
3. 启动一键式报警或拨打电话。
4. 安抚患者及其家属。
5. 协助保卫人员调查，恢复正常工作秩序。

四、地震发生时的应急处理流程

1. 地震来临，冷静面对。
2. 关闭电源、水源、气源。
3. 强烈地震时，撤离患者到广场、空地。
4. 不能撤离时，积极寻找有支撑的地方（如墙角、小面积卫生间、坚固的桌下等），帮助患者蹲下或坐下，维持秩序。

五、突发着火的应急处理流程

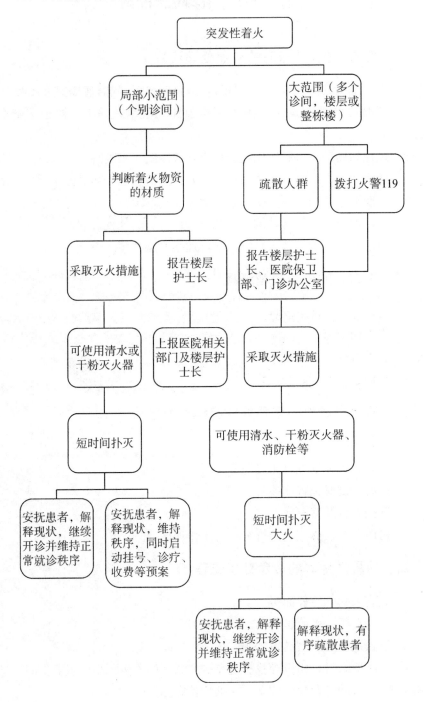

六、突发停电的应急处理流程

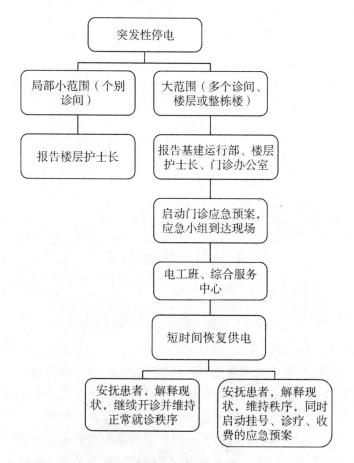

七、信息系统出现故障的应急处理流程

1. 通知咨询台护士，或者拨打信息中心电话。

2. 协助医生及护士分流患者，防止混乱及发生踩踏等不良事件发生。

3. 采用人工排号、人工叫号。

4. 启用手工开单系统。

5. 初次诊断为传染性疾病需报疫情卡者，手工填写疫情报告单，对甲类传染病患者或特殊事件先电话上报，并做好登记，待系统恢复后立即电脑上报。

参考资料

[1] 中国医院协会患者安全目标（2019 版）.

第七章　门诊常见沟通技巧

第一节　医患沟通

一、定义

医患沟通（Doctor - Patient Communication）是指医务人员在医疗卫生诊疗过程中，医患双方以患者为中心、以医疗为主导，围绕诊疗、服务、健康及心理等因素，医学与人文相结合，通过医患双方以医疗服务的方式进行全方位、多途径的交流，使医患双方就疾病的治疗达成共识，并建立相互信任的合作关系，指引医护人员以良好的医务道德和服务意识为患者提供优质的医疗服务，从而达到维护患者健康、共建和谐医患关系、促进医学发展的目的。

二、医患沟通的意义

1. 医患沟通是医学诊疗的需要：疾病诊断的前提是对患者疾病起因及发展过程的全面了解，诊疗过程中的病史采集和体格检查即是与患者沟通交流的过程，这个过程中的交流质量决定了病史采集的可靠度和体格检查的可信度，因此医患沟通是临床诊疗的必需。

2. 医患沟通是现代医学发展的内在要求：尽管现代医学飞速发展，但其诊治疾病的能力也依然存在局限性，医疗活动的开展同样需要患者的主动参与和积极配合。与此同时，医学人文精神的回归、"社会－心理－生理"三位一体新型医学模式的建立和发展，更加凸显了医患沟通的重要性。

3. 医患沟通是构建和谐医患关系的必经之路：目前相当一部分医患纠纷是由医患双方交流不足、沟通不畅导致，患者对诊疗服务的内容和方式的理解与医务人员存在偏差，进而导致彼此的信任度下降，医患矛盾加深。大量的事实证明，要想发展现代新型医学模式、构建和谐的医患关系、解决当前的医患矛盾，良好的医患沟通是必经之路。

三、医患沟通的基本原则

1. 以患者为中心：诊疗应以患者为中心，患者不仅需要优质的医疗技术服务，还需要在心理和精神上得到关怀和尊重。因此在医疗卫生服务的开展过程中，一方面，医务人员要尽可能满足患者对于治愈疾病的健康需求；另一方面，医务人员也要给予患者充分的尊重和关爱，体现更多的医学人文关怀，促进患者的身心健康，提高患者的满意度。

2. 维护患者权益：医患沟通作为医学诊疗活动的重要组成部分，在维护患者权益方面发挥着不可替代的作用。积极的医患沟通能够直接保护患者的各项权益，如：平等医疗权、疾病认知权、知情同意权、知情选择权、个人隐私权、医疗赔偿权、监督医疗过程权等。因此，医务人员应通过医患沟通这一有效的临床路径来维护患者权益。

3. 注重诚信行医：医患沟通的前提是诚信。医务人员应在医疗服务的各个环节中，通过诚实守信的言谈举止，主动赢得患者的信任和配合，增强患者的治疗依从性，也使患者更加尊重医务人员。医患沟通中的诚信不仅是言语行为的真实真诚，更是医务人员良好医德和优质医疗服务能力的综合体现。

4. 尊重医学科学与实施人文关怀并重：医患沟通是医患双方在医学诊疗过程中的信息传递的方式。医务人员应该平衡尊重医学科学与实施医学人文关怀的尺度，以医学科学为沟通的基础，以人文关怀为沟通的目标，在诊疗过程中真实客观地实施诊疗，理性传达医学科学的信息，引导患者全面正确地认知医疗。

5. 有效表达信息：为了有效地开展医患沟通，医务人员应有效地表达信息，可采用口头语言、肢体（行为）语言、书面语言及环境语言。医务人员的口头语言和肢体（行为）语言对患者的影响较大，因为这两类信息直接体现了医务人员救死扶伤的态度和人文关怀的精神，患者可切身感知。

6. 密切医患合作：诊疗过程需要医患双方全程参与。医务人员要积极主动沟通，建立医患沟通的前提，保持信息通道的畅通。医务人员要主动引导患者，在诊疗过程中耐心倾听患者陈述，充分告知患者相关的医疗信息，给予其必需的医学专业指导。除了特殊患者，患者自愿是医务人员开展医疗行为的必备条件。总之，医务人员应在诊疗过程中应主动引导患者，给予患者力所能及的帮助，从而建立良好的医患沟通渠道。

四、医患沟通的临床模式在门诊中的应用

医疗工作的作用是为患者提供人性化的优质诊疗服务，患者就医的主要目的是诊治疾患、解除病痛。因此，医患沟通的临床模式需要契合医患双方的特征，结合中国具体国情，在综合国内外比较成功的经验和方法的基础上，我们认为目前较成功的模式为 GLTC 模式，即医方示善（Goodwill）－医方倾听（Listening）－医患沟通（Talking）－医患合作（Cooperation）。其具体机制如下：在每一次进行临床医患沟通时，医务人员首先要有效地向患者传达善意，其次医务人员应耐心倾听患者陈述，然后医患双方进行有效沟通，最后达到医患双方共同积极合作的目的。在临床实际工作的开展中，这种医患沟通模式不仅适用于医务人员采集病史，更适合于医患交流、讨论问题、处理医患矛盾及纠纷。

在门诊 GLTC 模式的开展中，医务人员需要将门诊患者及其家属的心理表现与其他医疗活动下的心理表现进行区分，这样才能有效发挥医患沟通的效果。首先，门诊环境与住院、急诊的环境不同，门诊患者的病情复杂多样，病情轻重各有不同，危急重症患者比例偏小，复诊患者比例偏高，患者总体的需求繁杂多样。其次，大型三甲医院的门诊量普遍较大，患者就医的时限性较强，医患沟通的时间有限。在这种状况下，患者的需求往往表现得较为突出和典型，医患之间的矛盾和误解容易产生和激化。因此，在门诊中，医患沟通 GLTC 模式需要门诊医务人员充分理解和尊重患者的就医愿望，在言语肢体表达和沟通方式上尽量照顾患者，使患者获得良好的就医体验。

五、医患沟通的基本技能

（一）言语沟通技能

医务人员应具备良好的语言理解和表达能力，该能力包含医德内涵的表达及医疗水平的呈现，这是医患沟通的合作基础。在实际的临床诊疗工作中，医务人员应熟练运用职业性语言，如医疗性语言、安慰性语言、鼓励性语言、劝导性语言、积极暗示性语言及朋友性语言。另外，医务人员每天要面对众多的患者，为了实现良好的医患沟通，不仅要积极使用职业性的语言，而且同时要讲求语言沟通的技巧。

1. 运用得体的称呼：医患沟通建立的起点是对患者采用良好得体的称

呼。良好得体的称呼能给患者建立良好的第一印象，为之后的沟通建立互相尊重和信任的基础。医务人员对患者称呼的原则是：尊重为先，因人而异，根据患者的身份、年龄、职业等具体情况采用不同的称呼，恰当地表达出医务人员对患者的尊重。但在门诊诊疗过程中的关键环节上，应严格执行查对制度，直接称呼患者姓名，其目的是核实患者信息，执行实名就诊，保证用药、检查的准确无误，以及就诊环节中卡证的准确传递。

2. 通俗表达医学术语：对于没有医学背景的患者而言，在诊疗过程中如涉及过多的医学专业术语会直接阻碍其对医生所述病情的理解。每一位患者来院就诊都期望"清楚就医、明白治疗"，因此特别需要医务人员运用通俗易懂的语言向患者表达相关医学知识，以使患者能够清楚理解其患病情况、认同诊疗方案，并理解医务人员为此的付出和努力。对于必须要使用的医学专业术语，医务人员可采用图片、模型或视频等方式给予直观形象的解释说明。

3. 讲究语言交流技巧：

（1）和蔼平缓的语气：和蔼亲切的态度，平缓得体的语气是实现良好医患沟通的先决条件。医院不同于其他服务行业，来院就诊的患者往往处于病痛不适之中，通常会比正常状态下更敏感、更脆弱。同样的一句话，以不同的语气和肢体动作表达，会使患者产生不同的心理感受。冰冷的语气往往易使患者产生悲观或激动的情绪，而亲切随和的语气则会使患者感受到医务人员发自内心的关怀与温暖。

（2）善于倾听：在实际交流中，善于倾听是准确获取患者疾病信息、促进医患沟通的核心环节。医患交流的基本要求之一即是医务人员要善于倾听患者的陈述，这有助于医务人员全面准确地了解患者病情，获得患者的信任与合作。

良好的倾听姿态表现为：①目光交流温和亲切；②眼睛注视患者的眼睛或面部；③观察患者的肢体行为；④保证患者的叙述不被随意打断或阻止；⑤在合适的节点上，用声音附和，表示"我已了解""是这个情况啊"等；⑥引导患者主要讲述与病情关系密切的症状和问题。

（3）熟练运用各类形式的提问：在医患沟通中，应熟练运用开放式提问、适当使用封闭式提问、避免审问式提问。开放式提问能促使患者主动表达，从而全面了解患者的病情、感受和想法等；封闭式提问，患者用"是"或"否"来回答，医务人员可准确快速了解疾病的某些情况。通常情况下，医务人员可根据实际谈话的内容，交替使用这两种提问方式，有助于建立良好的医患关系。而审问式提问，往往是以命令或反问的语气要求患者说明某些情况，这会造成患者心理上的压力，产生被迫交代的感觉，可对医患关系产生破坏性的作用。

（4）创造乐观语境：可在沟通中对患者适当运用幽默轻松的语言，为患者营造乐观、积极、轻松的就医环境，帮助患者增加信心。

4. 杜绝伤害性语言：在整个诊疗过程中，医务人员应有意识地使用正面的保护性语言，杜绝对患者使用可产生心理伤害的语言。对于疾病预后不好的患者，告知病情时应谨慎客观，以减少患者对于疾病的恐惧和担忧，特殊情况下，可先与家属沟通，以期得到家属的积极配合。

门诊医患沟通时应避免以下几种语言：

（1）直接伤害性语言：如"跟你解释了几遍了，你怎么听不懂呢？"

（2）消极暗示性语言：如"你怎么拖到这么严重了才来看病呢？""你这个病没办法了。"

5. 对其他医生的诊疗工作不做任何评价：由于每个医院的硬件设施不同，医生的诊疗技术水平有差别，即便是同一医院的同科医生，对于同一种疾病的认识和诊疗方案都有所不同，而且疾病本身的诊断与治疗也是一个复杂的过程，所以当患者既往有过多次不同医院、不同医生的看诊记录，也不要随意评价其他医院、其他医生的诊疗方案，否则容易导致患者产生不信任感，甚至可能引发不必要的医疗纠纷或投诉。

6. 门诊医患沟通的正确常用语和常见忌语：

（1）正确常用语：

·您好！请坐，请把您的就诊卡给我，我需要刷卡调取您的门诊就医记录。

·您好，我已经在系统刷卡了，请您把您的就诊卡收好。

·您这次是第一次就诊我们医院吗？

·您是复诊患者，上次用药治疗后，不适的症状有没有缓解？

·您请放松，不用紧张，在检查床上躺下，医生要为您查体。

·不用着急，慢慢说。

·不用太担心，积极配合医生治疗，您的病是可以缓解（治好、好转）的。

·医生根据您的病情开具了一些化验和检查，请您先在窗口或手机扫码缴费后，按照导诊单的提示逐项检查，有些检查需要提前预约，请您按照提示前往相关检查预约窗口完成预约。

·医生根据您的病情开具了一些化验和检查，请您看一下，有什么不清楚的可以问我。

·您的这个病情需要按医嘱服药，在这个过程中如果病情有变化请及时来院就诊。

（2）常见忌语：

·快，把你的卡拿来刷一下。

·你怎么连自己的病情都讲不清楚！

·到那边检查床上去躺好，动作快点！怎么衣服也不脱！

·医学上的东西一句两句说不清楚，说了你也不懂。

·你为什么不按医生的要求用药呢？如果你不相信医生，那以后就不要来看病了。

·这些检查是你自己不愿意做的，如果有什么问题，那你就自己负责，不要找医生。

·为什么不按医嘱按时服药呢？这样子出了问题，跟医生无关，你自己负责。

·你说你的病情说得太啰嗦了，你到底想表达什么？

·我已经解释得很清楚了，说了三遍了，你为什么还是听不懂呢？

·我们诊断室只管看病，其他的事情我们不知道。

·要不要复诊，你自己看着办，我们也不能帮你做主。

（二）非言语沟通技能

非言语沟通主要是指非语言性的沟通，包括面部表情、肢体动作、空间距离和方位等。在医患沟通中，医务人员如能识别和理解患者的非言语信息，能极大地提高医患沟通的效率。

1. 仪表举止：仪表是指人的外表，如容貌、姿态、体形、神态、服饰、发型等，是一个人精神面貌的外在表现，是一个人甚至其家庭素养的体现，决定了见面的第一印象，并且会对以后的交流产生深远的影响。在医患接触之初，患者首先感受到的是医务人员的仪表举止，干净整洁的仪表、和蔼亲切的言谈都会使患者对医务人员产生尊重和信任的心理，从而增强战胜病痛的信心。

2. 目光表情：医务人员要善于从患者的目光中发现信息，接收到来自患者的反馈信息，并予以正确解释，也同样要善于运用目光反馈患者，使患者感受到肯定、鼓励和支持，促进良好的医患沟通。在实际的临床诊疗过程中，医务人员在与患者交谈时，应用适当的目光接触以确定沟通的信息是否被患者接收，通过患者的目光变化判断其当时的心理状态。与此同时，医务人员也应善于运用面部表情传递信息，医务人员的微笑可以帮助患者建立战胜疾病的信心，患者也由此对医务人员产生尊重和信任，尤其在大型三甲医院的门诊中，当面对不同文化程度、不同家庭背景的患者时，适度微笑是十分重要的。

3. 身体姿势：身体姿势的变化通常能传递个体的情绪状态，反映医患双方的态度、关系和沟通的愿望。医务人员应通过观察患者的身体动作，读懂患者身体姿势的含义，主动引导沟通的方向，并合理使用肢体语言，以最有效的方式使患者感受到医务人员的关心和重视。

4. 语气语调：语气是在思想感情支配下具体语句的声音形式。语调即说话的腔调，是一句话里声调高低、抑扬、轻重的配置和变化。说话的语调、声音的强度、说话的速度、说话的语气等可以起到帮助表达语意的效果。在医患沟通中，医务人员应将语气语调与其他非言语信息相互渗透、相互结合，以亲切的语言和平缓的语速与患者沟通。

5. 距离方位：人际交往距离指交往双方的人际关系及所处情境决定的相互间自我空间的范围。人们的个体空间需求大体上可分为四种距离：公共距离、社交距离、个人距离、亲密距离。医患沟通的距离应根据医患双方的关系和具体情况来掌握。正常的医患沟通距离，约以一个手臂的长度为宜，以避免近距离的直视。这个距离既可以使患者和医生的目光自由地接触和分离，也不致产生尴尬和压迫的不适感。当医务人员向患者表示安抚劝慰时，距离可适当缩小。此外，根据患者的年龄、性别、身份的不同，也应有不同的距离和方式。

6. 肢体接触：有心理学研究表明，医患双方适度的肢体接触可对患者产生良好的正面效果。如为呕吐患者轻拍其背，协助行动不便的患者改变体位，搀扶患者缓慢行走，与患者双手相握以示祝贺或安慰等，这些都是表达医务人员善意的接触性沟通。

在诊疗过程中，医务人员对患者直接实施医疗行为时，通常会有肢体接触。如果医务人员善于运用肢体接触，比如测血压时手法正确、查体时手法轻柔、寻找病灶时接触准确等，就能够实时传达医务人员对患者的关怀，快速有效地与患者建立信任、表达关心，对协助患者治疗疾病、恢复身心发挥不可或缺的关键作用。

（三）同理心表达技能

1. 同理心（Empathy）的含义和作用：同理心也被译为"共情"，其含义是设身处地理解对方的想法和感受，能站在对方的立场上处理问题。著名心理学家罗杰斯将其解释为能体验他人的精神世界，就好像那是自己的精神世界一样。在与他人沟通时，同理心有助于进入对方的精神领域，感受对方的内心世界，能将心比心地看待对方，体验对方的感受，并针对对方的状态做出恰当的回应。同理心表达原是心理咨询要求的技能，后来被看作是所有良好沟通的必备技能。

　　医务人员应该有同理心。医务人员在沟通过程中善于运用同理心，能让患者感到自己被关注、被接纳、被尊重、被理解，从而更愿意与医生配合。进而会促进患者的自我表达，使其产生一种愉快感和满足感，有利于良好医患关系的建立。同理心有助于提高患者的依从性和治疗效果。医生如果缺乏同理心，容易使患者感受到伤害而失去对自己的信任，就很容易使沟通过程出现障碍，很难真正理解患者的需要，导致医生很难全面而准确地采集病史，所做出的治疗计划往往缺乏针对性。

　　2. 同理心的表达方法：准确地表达同理心需要 2 种沟通技能，一是探究患者的感受，二是证实患者的感受。探究患者的感受，可以简单地询问患者："你有什么感觉？"或"知道自己患有糖尿病，你有什么感受？"

　　如果患者向医生诉说他的感受，医生可以有 3 种带有同理心的回应方式：

　　第一种方式是"正常化"，告诉患者他的感觉是正常的，让他安心："任何一个患有这种疾病的人都会感到打击太沉重了。"

　　第二种方式是"反应"，即对患者的话语做出反应，让他知道医生在倾听："你是说，自从患这种病后你一直都很痛苦？"这是一种进入患者内心世界、感同身受的过程。

　　第三种方式是"设身处地"帮助其解决问题。在患者不舒服的时候，医务人员可以教患者深呼吸，并和他们一起做深呼吸。

　　为了更及时准确地向患者表达同理心，医务人员要做到：

　　（1）避免主观臆断，努力做到高层次的同理心反应；

　　（2）注意验证自己是否做到了共情；

　　（3）表达同理心要因人而异，适时适度；

　　（4）表达同理心要善于使用躯体语言；

　　（5）表达同理心要善于把握角色。

　　也就是说，医生在表达同理心时要避免过分沉浸在对方的情景中，与患者同喜同悲，完全忘了自己的角色身份。这样容易使医生丧失客观公正的立场，对诊断和治疗产生错误的判断。医生在表达同理心时要把握好自己的角色，永远不要忘记自己是医生。

六、门诊医患沟通

　　（一）门诊患者特征

　　1. 身份各异：门诊患者来自社会各阶层，其职业、信仰、文化程度、经济状况、生活背景不尽相同。不同患者的经济承受能力和医疗保障方式不一样，如城镇职工基本医疗保险、城乡居民基本医疗保险、商业医疗保险和自费等。这些因素直接影响患者对疾病的认知程度和就医需求。

2. 病情复杂：门诊是患者的首诊窗口。门诊疾病谱广泛、病种繁杂，特别是初诊患者，其临床诊断尚未明确，故对医师的诊疗水平有较高要求。常见病、多发病往往可得到尽快诊断，及时处理。若疾病累及多系统或临床症状不典型，往往需要进一步检查和多专科会诊，加之诊疗费用等非医疗因素影响，患者可能出现焦躁情绪，进而诱发医患纠纷。

一些慢性病患者和文化层次较高的患者，他们对自身疾病有一定了解，对医院的医疗服务有较高的要求，他们不仅要求诊断明确，同时要求治疗高效而副作用少。病情较重的患者及老年患者，既对生活充满渴望，又对治疗前景持悲观态度。

3. 随机就诊：门诊患者的就诊时间、数量有很强的随机性。患者就诊时间往往取决于其主观意向，可能在短时间内来诊患者数量增多，时间比较集中，尤其在上午。综合性医院由于外地病源多，每周周一至周三门诊量较多。就诊高峰使候诊时间延长，接诊时间相对缩短，部分患者会因急躁出现抵触情绪。平均诊疗时间的相对缩短，增加了医生对疾病诊断的难度。同时，高峰门诊量增加了药剂、检验、影像各科工作量，容易出现差错，产生医患纠纷的概率增加。

4. 心态多样：由于患者的职业、社会背景的不同，加之所患的疾病病种不同，患者对疾病的治疗需求及求医心态各不相同。有的对所患疾病极端焦虑，信心不足；有的因"久病成医"，对疗效要求甚高；有的明知自己患病，但因社会及家庭原因，要求医务人员保守秘密或病情加重后才来就诊；家庭经济条件较差或全自费患者，往往要求医生给予最简单的治疗，他们希望开最便宜的药物，以减轻经济负担；而家庭经济条件优越者，则希望得到更优质的诊疗服务。

（二）门诊工作特点

1. 诊疗工作繁重且时限性强：门诊工作要求在单位时间内接诊数量众多的患者，诊疗工作十分繁重。在三甲综合性医院，一名临床门诊医生半天往往要接诊数十名患者。在有限的时间内，要完成询问病史、体格检查、阅读既往诊治资料、分析病情、提出处置意见、解答患者问题等工作，确非易事。接诊时间的短暂，与提高医疗服务质量形成突出矛盾。

2. 接诊过程不连贯且风险性大：目前门诊各专家每周按规定时间坐诊，且号源相对紧张，多次复诊的患者往往会遇见不同医师就诊。客观上增加接诊医师了解患者诊治全过程的难度，诊疗风险增大。非连续性诊疗会造成个别患者心理不易接受和沟通障碍，并因此产生医患纠纷。

3. 就诊环节关联性强：门诊是由多环节组成的诊疗功能较齐全的整体系统。门诊诊疗全过程涉及导医、预检、分诊、挂号、候诊、交费、检查、治疗、取药等许多环节。患者要完成就诊过程必须经过上述环节，因而设置合理流程，使各环节间紧密连接，才能保证就诊流程顺畅，可以通过采取预约诊疗、自助挂号及付费系统、手机支付及自助打印检验和检查报告等方式，减少患者不必要的候诊时间，增加有效诊疗时间，让患者得到优质高效的诊疗服务。否则，将会影响患者就诊体验。

4. 诊疗工作的专业性强：门诊医生每天要诊治大量患者，人均服务时间短、技术含量高。只有基本功扎实、服务态度好的医生才能胜任。多数综合性医院或专科医院，门诊分类已经扩展到二级学科的各种病种。这就要求临床医生不仅要熟练掌握本专科的诊疗技术，同时要对相关学科有较深入的了解。这样才能减少误诊，减少病患抱怨等医患纠纷的发生。

（三）医患沟通技巧

现代医学模式已经从过去的以医疗为中心，转变为以患者为中心；从传统的生物医学模式，转变为生物－心理－社会医学模式。因此，顺畅的医患沟通是保证门诊医疗质量的重要环节，也是杜绝或减少医疗纠纷的一个重要方法。所以，基于以上患者和门诊的特点，在医患沟通的过程中，我们应掌握一定的技巧。现总结如下：

1. 充分尊重患者：医务人员应充分尊重每一位患者，尊重患者对疾病和诊疗的认识，给患者一定的时间去思考，适时对患者进行引导、解释和建议。

2. 讲究交流的技巧：医务人员应不分贵贱，不分亲疏，热情接待患者，积极取得患者的配合，态度和蔼，注意语音语调。

3. 耐心倾听患者的讲述：患者是最了解自己病情的人，患者的自诉是医生采集病情信息的重要手段，而病情信息的采集是否全面、准确，也直接关乎着诊疗效果的好坏。

4. 客观如实反映治疗效果：人体是一个十分复杂的系统，人类对疾病的认识还十分有限，至今还有很多疾病难以攻克，缺乏有效的治疗方法。因此，医生应向患者客观如实地说明当前的治疗现状。

5. 留意患者的情绪变化：不少患者由于长期受到病痛的困扰，精神、心理也受到一定影响。因此，医生在诊疗过程中，要多留意患者的情绪变化，多一些安慰疏导，避免使用刺激性语言，必要时多和家属沟通，取得理解和支持。

6. 应用通俗易懂的语言：由于门诊患者的文化水平和受教育程度参差不

齐，医生与患者沟通病情时，应尽可能避免使用患者难以理解的医学术语，宜使用通俗易懂、形象生动、易于理解的比喻来解释。

7. 巧妙运用非语言沟通：患者就诊时，特别渴望得到医务人员的关爱和体贴，对医务人员的语言、表情、动作姿态、行为方式极为关注。因此，医务人员衣着打扮、仪表仪态应得体，一个微笑或简单的手势，就可以让患者倍感温暖。专注的目光与真诚的眼神更能使患者信任，让患者感受到医务人员确实是在急患者之所急、想患者之所想。

总之，医患沟通是一门艺术。沟通在医患关系中发挥着重要的作用，可直接影响疾病的诊断与治疗、影响患者的康复。医务人员在整个医疗服务过程中应与患者建立相互尊重、彼此信任的医患关系。

第二节　心内科医患沟通

一、患者的身心特点与社会因素

（一）患者的身心特点

1. 人格特点：已知与心脏病相关的人格类型有两种，即 A 型人格与 D 型人格。A 型人格表现为争强好胜、缺乏耐心等，相应的情感反应有易激惹、易怒和敌意。个体的表现特点因人而异，A 型人格是某些心脏病的诱因之一，这类个体发生冠心病的风险是 D 型人格（与 A 型人格的表现正好相反）者的 2 倍，心肌梗死复发率是 D 型人格的 5 倍。D 型人格又称忧伤人格，表现为负性情感和社交抑制，也会对心脏产生有害的影响。D 型人格冠心病患者如发生心肌梗死，其预后效果比无 D 型人格者差。

2. 紧张：亲人或同事的猝死、中风等意外事件会加剧患者的紧张，任何胸背部、头部的不适或疼痛均会使其联想到是否患了心脏病，或者原有的心脏病是否加重，因此反复就诊、过度检查、依赖服药（包括那些没有明显治疗作用的药物）。患者多谨小慎微，日常活动受到限制。紧张也是引起血压增高的重要因素之一。

3. 焦虑：心理学中的焦虑是指一种缺乏客观原因的内心不安或无根据的恐惧，主观上感到紧张、不愉快，多伴有自主神经功能异常，患者常有心悸、胸痛、血压增高及其他系统的相关症状。焦虑是心血管疾病的明确诱因之一，可增加动脉粥样硬化、高血压病、心律失常的发生率。此外，心血管疾病（如高血压病、冠心病等）患者也常合并焦虑。如果患者的胸痛主要由焦虑所致，无论是否同时存在冠心病，常规的抗心绞痛治疗多无效，只有通过抗焦虑治疗才能使胸痛缓解。心脏病发作时如合并惊恐（焦虑的一种类型），猝死的发生率将增加。

4. 抑郁：抑郁是一种常见的心理障碍，以持久的情绪低落为主要特征，部分患者表现为一些躯体症状，心血管系统症状（如胸闷、胸痛、气短等）尤为多见。抑郁可诱发、加重心血管疾病。此外，心血管疾病又可导致或加重抑郁，高血压病、心肌梗死、脑卒中、心律失常、心衰、接受心脏介入治疗或心脏外科手术治疗的患者合并抑郁的比例均较高。

（二）社会因素

1. 生活方式：不健康的生活方式，如缺少体力活动、吸烟、大量饮酒、高脂肪高钠盐饮食等，与肥胖、高脂血症、糖尿病、高血压病、冠心病、心律失常的发病率高度相关。

2. 心理压力：心理压力常导致负面的情绪和行为，使患者不易坚持正常的饮食和有规律的体力活动。同时，心理压力可使患者体内释放应激激素（如皮质醇、肾上腺素等），导致血压和血糖水平增高，长期高血压和高血糖会损伤血管内皮。慢性生活压力与动脉粥样硬化的发生存在相关性，而乐观的精神状态可能有助于延缓动脉粥样硬化的发展过程。

二、治疗中的积极沟通

（一）针对患者及其家属的医学与健康教育

1. 需要告诉患者及其家属的医学知识：一旦明确诊断，应告诉患者及其家属该病的病因或危险因素、发病机制、临床特点、治疗方法、疗程等，使患者及其家属对病情、疗效和预后有足够的认识，有助于增加患者对治疗的依从性，减少因为不知情而引起的医疗纠纷。

2. 需要告诉患者及其家属的健康知识：心血管病的预防应从年轻时开始，尤其是有高血压病、冠心病、糖尿病等疾病家族史的个体，更应提早采取预防措施，包括限盐、限制高脂饮食，多食富含维生素和纤维素的食物；戒烟、限酒；坚持有规律的体力活动；保持心理平衡；定期进行必要的检查；患病后保持乐观、平和的心态，积极配合治疗，定期复查，以便观察疗效及调整治疗方案。

（二）告知患者及其家属治疗中的风险

心血管疾病的风险因病而异、因人而异。不稳定型心绞痛如处理不当，可发展为急性心肌梗死，急性心肌梗死死亡率高，尤其在发病早期；高血压病控制不好可导致心、脑、肾等靶器官的损害；严重瓣膜病如错过手术时机预后极差；慢性心房颤动可合并血栓栓塞；严重室性心律失常可致心搏骤停；心血管的介入检查或治疗可引起一些严重甚至致命的并发症；药物治疗可能引起严重的不良反应；终末期心力衰竭的疗效和预后极差。

医生应将患者的病情告诉其家属，并根据患者的心理承受能力，以合适的方式告诉患者本人，使患者及其家属对疾病的转归有清晰的认识，对治疗过程中可能发生的意外有足够的思想准备，这样既有利于患者及其家属配合治疗，又能减少医疗纠纷。医患双方要逐步改变观念，一味隐瞒患者病情的传统方式弊大于利。如何告诉患者及其家属不好的信息，还需要不断探索。

（三）给予患者及其家属治疗方案知情选择

应根据病情需要选择治疗方案，将适应证、利弊、风险及费用等告诉患者及其家属，确保其知情，并将决定权真正交予患者及其家属，由医患双方共同商定最佳的治疗方案。应避免诱导患者及其家属接受非必须、风险大、费用高的治疗。

（四）引导患者及其家属配合治疗

心血管病（如高血压病、冠心病等）起病较隐匿，早期多无症状，常于定期的体检或因其他疾病就诊时偶然发现，故患者的知晓率较低。即便已知有病，在日常活动未受影响的情况下，也不一定立即治疗。患者要么对治疗缺乏足够的认识，依从性低；要么对治疗期望过高，追求根治。如同时合并心理障碍，更影响治疗效果。以高血压病为例，相当多的患者从不服用降压药，或者服药几天后血压未降低，便不断更换药物。此时，医生应将高血压病的特点、危害，以及降压药的作用、特点、用法，用通俗易懂的语言告诉患者或其家属，引导患者及其家属配合治疗。一些冠心病患者，认为已行经皮冠状动脉腔内血管成形术（PTCA）治疗，不需再控制危险因素和服药，导致短期内病情进展。严重慢性心力衰竭患者，病情时常反复、频繁就医、疗效差、生活质量不高。针对这些情况，医务人员应做耐心的解释，引导患者坚持规范化的治疗。

第三节　呼吸科医患沟通

一、患者身心特点与社会因素

1. 焦虑：呼吸系统疾病包括慢性阻塞性肺疾病、支气管哮喘、支气管扩张、肺癌、肺结核、间质性肺病等，大多为慢性病，病程长，迁延难愈，患者常常因此焦虑不安，担心疾病反复急性发作；担心医药费用很高，因病致穷，给家庭带来沉重的经济负担；担心反复检查和长期用药，痛苦不堪。

呼吸系统疾病本身常见的呼吸困难症状也会使患者感到焦虑，而焦虑反过来又会诱发或加重呼吸困难，形成恶性循环，严重者可发展为癔症，表现为失眠、阵发性呼吸困难、叹息样呼吸和过度通气，甚至手足搐搦。患者常因疑有躯体疾病而行各种检查或接受各种治疗，但结果常为阴性或效果不佳，极易引起对医护人员的不信任，引发医疗纠纷。

2. 恐惧：呼吸系统疾病急症、危重症多，发作时患者往往会有极度呼吸困难、窒息甚至濒死感等症状。但凡有过这样经历的患者，每当想起这些疾病可能再次发作，都会深感恐惧。肺癌已高居我国恶性肿瘤发病率第一位，诊断时多为中晚期，预后差，5 年生存率低，一旦确诊也将给患者及其家属带来巨大恐慌。

3. 自卑：呼吸系统疾病症状外显，并极易与传染性疾病相关联，因此呼吸系统疾病患者极易自卑。如过敏性鼻炎合并过敏性哮喘患者常有打喷嚏、流清涕和咳嗽等症状，易被误认为是流感而被人刻意回避和疏远；慢性阻塞性肺疾病、支气管扩张、肺结核患者大量咳痰或咯血，给人带来明显的不良观感；慢性咽喉炎、支气管炎等引起的长期咳嗽会影响他人的生活和工作；老年女性患者常因剧烈咳嗽引起小便失禁而陷入难堪；肺结核患者担心传染他人；终末期肺气肿、肺间质纤维化患者因肺功能差而生活不能自理。这些都易使患者产生自卑心理而主动与外界疏离。对待这些患者，医务人员在诊治过程中应特别注意多给予鼓励和人文关怀，主动促进医患配合。

4. 主要社会因素：

（1）大气污染和吸烟危害形势严峻：呼吸系统是一个开放的系统，外界的病原微生物和各种有害气体、有害颗粒，可吸入呼吸道和肺部，引起各种感染性疾病、慢性咽喉炎、哮喘、硅肺等。流行病学调查证实，近年来呼吸系统疾病呈显著上升趋势，与大气污染、吸烟关系密切。我国现有吸烟者3 亿多人，被动吸烟者更多。烟雾中的有害气体、有害颗粒直接损害呼吸系统，是慢性阻塞性肺疾病、肺癌等疾病的主要病因。

（2）呼吸系统相关公共卫生事件明显增多：近年来呼吸系统感染的病原谱发生变化，一些新的、传染性强、病死率高的病原体感染率明显增加，而交通的便利和流动人口的大量增加促进了流行与传播。艾滋病和艾滋病相关肺部感染发生率也大幅增加。器官移植的增多也导致肺部感染机会显著增多。而抗菌药物的滥用导致耐药菌感染发生率显著上升，给治疗带来极大的困难。结核病"死灰复燃"，并以耐药为特征，再次成为严重的社会公共卫生问题。

（3）可吸入性变应原增加：宠物饲养（鸟、猫、狗）和动物皮毛制品导致皮毛变应原增多；地毯、窗帘的广泛应用使尘螨增多；中央空调和旧城改造带来的真菌、都市绿化带来的花粉孢子、药物及食物添加剂的广泛应用等，导致可吸入性变应原明显增多，致使哮喘、过敏性肺泡炎等过敏性肺病发生率显著增加。

（4）社会人口老龄化：我国经济和医疗卫生事业的快速发展，人口平均寿命显著延长，人口老龄化进程也明显加快。老年人免疫功能弱，容易继发肺部感染（如肺炎、支气管炎等），肺源性心脏病、呼吸衰竭、肺癌等疾病也较常见，还常合并糖尿病、高血压病、冠心病等多种慢性病，使得病情错综复杂，导致治愈率低、病死率高。

二、治疗中的积极沟通

（一）针对患者及其家属的医学与健康教育

呼吸疾病具有反复发作的特点，其发生、发展常与外部环境变化有关，如慢性阻塞性肺疾病、支气管哮喘、支气管扩张等。积极有效的医学和健康知识教育，对防范呼吸系统疾病的发生和反复发作至关重要。

1. 需要告诉患者及其家属的医学知识：如支气管哮喘确诊后，即应告知患者及其家属该病具有反复发作的特点，某些发作甚至是致命的，因此患者应遵从医嘱，长期规律吸入糖皮质激素，以控制气道炎症，降低气道高反应性，并随身携带急救缓解药物备用。告知患者疗程可能长达数年。告知药物减量与撤出的计划和方法。告知哮喘尽管难以根治，但只要长期规律用药即可控制，以增强患者治疗的信心及依从性。

如肺结核确诊后，患者及其家属十分关心病情的严重程度、治疗方法、不良反应、疗效、疗程及传染性等。此时，经治医师应耐心地讲解抗结核治疗的方案组成，每种药物可能引起的不良反应及发生的概率，告知一旦发生不良反应，需及时就诊。即使没有主观症状，也应定时每1~2个月门诊随访胸片及肝肾功，以保证疗效和安全。告知患者必须足量、规律、足疗程（至少半年）服药，直至彻底治愈，以免复发或出现耐药。

如肺癌确诊后，应首先与家属沟通，告知所属分期、可供选择的治疗方案、可能的预后及治疗费用，并与家属协商是否告知患者及告知方式。如需告知，一定要注意语言委婉，并在告知后多给予患者关怀和鼓励，帮助树立与癌症做斗争的勇气和信心。

2. 需要告诉患者及其家属的健康知识：要戒烟，并避免吸入二手烟。对燃烧生物燃料及烹调产生的烟雾或油烟，要有良好的排风系统。避免吸入有毒、有害及 PM 2.5 严重超标的气体。从事粉尘工作者要注意职业防护。支气管哮喘患者，要注意识别和防范过敏原，必要时出门戴口罩，要正确使用药物吸入装置。对于慢性阻塞性肺疾病患者需要告知家庭氧疗的方法和持续性低流量吸氧的原则。反复呼吸道感染的患者要加强身体锻炼，注意随天气冷暖变化加减衣服，避免受凉，生活要有规律。痰菌阳性肺结核患者要避免传染他人，注意开窗换气，保持室内空气流通，痰要消毒处理。咯血患者要知道如何避免咯血窒息。

（二）告知患者及其家属治疗中的风险

呼吸系统疾病急危重症及疑难病例占较高比例，如支气管扩张大咯血、张力性气胸、哮喘极重度发作、高危肺栓塞、急性呼吸衰竭等病死率均高，虽经积极救治，仍可能随时出现病情的恶化，甚至死亡。经治医师应将这些高危风险尽早向患者及其家属做充分告知，以使其对任何可能的病情变化和死亡有充分的思想准备。

某些呼吸系统疾病至今未有治愈办法。如慢性阻塞性肺疾病经规范治疗，肺功能仍可进行性下降；晚期肺癌虽经规范化放化疗，中位生存期也仅一年左右；特发性肺纤维化尚无特效药物。这些疾病进展至终末期，除肺移植外，没有其他有效治愈办法。经治医师应将这些疾病的特点、风险和预后向患者及其家属交代，使其有心理准备，避免因未达到过高的治疗期望值而引发纠纷。

呼吸科的一些治疗在获益的同时也可能对患者构成威胁，如肺癌化疗可能导致严重的骨髓抑制、抗结核药物可能导致严重的肝肾损害、支气管内肿瘤消融治疗可能诱发大咯血窒息和气道穿孔等，在治疗前应充分告知治疗的必要性、预期疗效、可能的并发症及风险，并签署知情同意书。同时详细告知预防和应急处置预案，以增强患者及其家属对医生的信任度及对治疗的信心。

（三）给予患者及其家属治疗方案的知情选择

和其他系统疾病一样，呼吸系统的同一疾病可能有不同的治疗方案。如对肺癌患者，可供选择的治疗方案包括手术切除、内镜下消融、化疗、放疗、分子靶向治疗等，具体选择何种治疗方案应视患者基础情况、组织病理类型、生物标志、分期、患者意愿及费用不同而定。医生应结合患者的具体情况用通俗易懂的语言向患者及其家属充分说明可采用的治疗方案及其利弊，包括疗效、副作用、费用等，患者及其家属在充分理解的基础上自愿选择治疗方案并签署知情同意书后方可实施方案。

（四）引导患者及其家属配合治疗

在呼吸系统疾病的治疗过程中，患者及其家属的态度对疗效和预后有着直接的影响，所以医务人员有责任做好他们的心理疏导工作，引导他们积极配合治疗，战胜疾病。漫长的病程、反复的急性加重、长期的药物治疗、沉重的经济负担使得患者及其家属身心疲惫，有时难免产生放弃治疗的打算。针对这类患者，医务人员要多体谅、多宽慰，用身边成功治疗的病例及患者本身的进步来鼓励他们，充分调动其治疗的积极性，也可用反面例子中的教训来告诉他们如不正确治疗疾病，有进一步发展的风险。同时也要鼓励家属配合医务人员一起治疗和照顾好患者，家属的关怀和不放弃是对患者最大的激励。

第四节　消化内科医患沟通

一、患者身心特点与社会因素

1. 忧虑：消化系统疾病包括食管、胃、肠、肝、胆、胰、腹膜及肠系膜等多个脏器的各种病变，多数疾病为慢性病，反复发作，迁延不愈，患者往往对自己的病情非常担忧，容易出现不同程度的情绪低落、焦虑、烦躁、紧张、恐惧等。如出现病情变化或反复发作，常常需要反复进行检查或加用多种药物控制病情，因而导致医疗费用增加，患者往往担心费用过高而自行缩短疗程或停减药物，以致病情恶化。如患者一旦形成肝硬化，病情反复迁延，随着病情进展而容易产生多种并发症，预后不佳，这类患者常常需要反复住院治疗，治疗费用较高，给患者及其家庭造成很重的经济负担。

2. 恐惧：许多消化系统疾病病情复杂、并发症多，有些临床表现急骤、凶险，有些疾病常需要进行侵入性检查或介入治疗。如重症急性胰腺炎患者的剧烈腹痛、肝硬化并发的食管胃底静脉曲张破裂后大量呕血，患者常有即将死亡的感受，令患者深为恐慌。内镜检查和治疗在消化系统疾病的临床诊断和治疗中已广泛应用，但很多患者对此有恐惧感，担心插镜时的剧烈恶心感、窒息感等不适和痛苦，亦担心出现出血、穿孔等可能的并发症。此外，消化系统恶性肿瘤（如胃癌、大肠癌、肝癌、胰腺癌、食管癌等）的发病率较高，诊断时多为中晚期、预后差，常常对患者及其家庭造成巨大的精神伤害。

3. 心理障碍：临床上，很多消化性疾病，无论是功能性还是器质性，常合并有心理障碍，如功能性消化不良、肠易激综合征、功能性便秘、消化性溃疡、溃疡性结肠炎、克罗恩病等。患者常常反复求医、频繁更换诊治医生和治疗方案，导致患者出现失眠、抑郁、焦虑等问题。此外，鉴于很多消化道疾病难以确诊，相当部分的功能性疾病患者认为自己患的是器质性疾病，甚至担心患癌，心理障碍常常影响患者的临床治疗效果，影响其对治疗的依从性，甚至影响患者对经治医师的信任感，严重时可引起不必要的医疗纠纷。

4. 主要社会因素：

（1）饮食不当：许多消化系统疾病与饮食不当有关。随着人们生活水平的提高，肥胖正成为许多消化系统疾病发病的重要原因。相关的资料表明，我国大肠癌、胰腺癌等发生率呈逐渐增加趋势。慢性胆囊炎急性发作、胆石症多与高脂饮食有关。喜食腌腊食品、少食新鲜蔬菜和水果与胃癌的发生有关，饮食的不卫生易导致慢性胃肠炎等疾病的发生。

（2）过度饮酒：尽管公众已认识到过度饮酒的危害，但过度饮酒的仍不在少数。流行病学的数据显示过度饮酒与酒精性肝病、肝硬化、急慢性胰腺炎的发生发展密切相关，近年来酒精相关的消化性疾病的发生率正逐年增加。

（3）精神社会因素：现代社会人们所面临的精神压力普遍较高，精神社会因素往往与消化性疾病有很大关系。如炎症性肠病患者常伴有不同程度的心理障碍，病情容易受到外界不良刺激或患者自身负面情绪的影响，导致临床治疗效果欠佳。

二、治疗中的积极沟通

（一）针对患者及其家属的医学与健康教育

1. 需要告诉患者及其家属的医学知识：临床上如明确诊断，应告诉患者及其家属有关该疾病的发病机制和病因、临床特点、治疗方案、疗程等，可使患者及其家属对该病的诊断、治疗有一个较为系统、准确的认识，这有助于患者及其家属积极配合医生的治疗，增强其对医生的信任感，提高治疗的依从性，产生良好的治疗效果。消化性溃疡具有反复发作的特点，常与幽门螺杆菌感染有关。胃溃疡必须与溃疡型胃癌相鉴别，常需要内镜下行组织病理检查才能确定诊断，治疗6～8周后需要内镜复查。如有呕血/黑便、呕吐隔夜宿食、腹痛性质改变等临床表现时，应及时来院就诊。溃疡性结肠炎是一种慢性疾病，临床上如疑似或确诊本病，应详细、如实地告诉患者及其家属本病的发生机制、临床特点、诊断方法、治疗方案及疗程等，让患者理解长期、规则用药的必要性，同时也要注意帮助患者树立与疾病做斗争的信心，以便患者能理解、配合，治疗过程中应注意定期的门诊随访和内镜复查，要在经治医师的指导下用药。这些相关疾病的知识介绍，可使患者及其家属理解、配合治疗，提高治疗效果，降低复发风险。

2. 需要告诉患者及其家属的健康知识：精神紧张、心理障碍或作息紊乱可诱发或加重疾病，乐观心态有助于疾病治疗或避免反复发作。经治医师可给予患者必要的精神心理疏导，教育患者劳逸结合、合理安排作息。肥胖患者应减轻体重，注意清淡饮食。有些药物本身具有一定的副作用，经治医师要注意提醒患者为何用药、如何规范用药，不可信所谓"偏方"。吸烟对消化道疾病有一定的影响，医生要嘱咐患者戒烟。饮酒与肝硬化、脂肪肝、急性或慢性胰腺炎有密切关系，也影响一些消化道疾病的治疗效果，经治医师一定要告知患者戒酒的必要性。

（二）告知患者及其家属治疗中的风险

消化系统疾病中常有各种临床急症，如消化道大出血、重症急性胰腺炎、急性化脓性胆管炎等具有较高的医疗风险，一些消化系统疾病的治疗（包括药物治疗、内镜治疗、放射介入治疗和手术治疗等）也有发生不良事件、并发症的发生风险。因此，临床医师要根据每一个患者的具体情况，针对该疾病特点，充分告知病情的风险程度。如对于肝硬化并发食管胃底静脉曲张破裂大出血的患者，经治医师要充分告知其病情危重，随时可能出现病情恶化，甚至死亡，以使患者及其家属对任何可能的病情变化有充分的思想准备。再如炎症性肠病的患者活动期常应用硫唑嘌呤等免疫抑制剂治疗，应详细告知疾病本身的复杂性和治疗风险，告知治疗疗程的规范性、用药的必要性及可能的副作用，以使患者及其家属能有足够的思想准备，积极配合相应治疗。

内镜检查与治疗是消化系统疾病诊治中的重要方法，操作前应当充分告知该内镜检查或治疗的必要性、具体的操作过程、操作中或操作结束后可能出现的不适或并发症，也要清楚地表述一旦出现并发症时可采取的应急措施，以使患者及其家属明白，经治医师对可能出现的并发症已有充分准备，从而使患者能积极配合检查或治疗。

（三）给予患者及其家属治疗方案的知情选择

消化系统疾病常用的治疗方法有内科药物治疗、外科手术、影像介入或内镜下治疗等。如结肠镜检查发现一约 1.5cm 左右的腺瘤，病理证实是绒毛状腺瘤，其治疗方法可以是内镜下切除或手术切除，内镜下切除包括高频电圈套切除、内镜下黏膜切除术（EMR）或内镜下黏膜剥离术（ESD）等，此时，经治医师应充分告知患者及其家属各种治疗方案的利弊，尤其是可能出现的并发症或风险，如内镜下切除治疗可能出现出血、穿孔等并发症，如有癌变可能追加手术治疗等，手术切除则存在创伤比较大的风险，应充分告知，以使患者及其家属在充分理解并知情的基础上做出自愿选择。再者，同样是一个胃癌患者，可能因病期不同、转移与否，甚至患者原有的身体状况或基础疾病不同而选择不同的治疗方案，如手术、内镜下治疗、新辅助化疗、辅助化疗、对症支持治疗等，作为经治医师有责任根据患者的具体情况，充分告知可采用的治疗方案及各自的利弊，在取得患者及家属签署的知情同意书后方可实施相应治疗方案。

（四）引导患者及其家属配合治疗

在消化系统疾病的治疗过程中，患者及其家属对疾病的理解程度往往直接影响该疾病的治疗疗效或预后。因此，一方面，经治医师应根据患者年龄、文化程度、理解能力，针对具体疾病选择通俗易懂的语言，充分告知患者及其家属相关疾病的知识和治疗方法，以取得患者及其家属的理解和信任，从而引导患者配合治疗。另一方面，任何治疗均有其自身的局限性和风险性，经治医师要如实告知患者及其家属该疾病可采用的治疗方案，尤其是要告知患者及其家属一旦出现并发症或副作用，经治医师可采取的应急措施等，也可以用以往成功治疗过的病例进行介绍，以使患者意识到经治医师具有高度的责任心和丰富的临床经验，从而配合治疗。

第五节 肾内科医患沟通

一、患者身心特点与社会因素

（一）患者的身心特点

全球范围内，慢性肾病（Chronic Kidney Disease，CKD）的发病率和患病率急剧增长，预后差、费用高，且可引起严重的心血管并发症，给社会经济和群众健康带来巨大影响，已成为近年来全球关注的重要公共卫生问题之一。最新的一项研究分析显示，我国成人 CKD 患病率为 13.4%，白蛋白尿、肾功能下降、血尿患病率分别为 8.0%、2.4% 和 4.4%。女性患病率高于男性，农村略高于城市。患病率随年龄增长而增长，患者发病进程主要集中在疾病早期。早期 CKD 患者多数无任何症状，多数 CKD 治疗时间长，甚至需终身治疗。CKD 的基础疾病、CKD 本身及其治疗的药物都可以导致各种并发症，既可以导致肾功能进行性减退，部分进入终末期肾病（End Stage of Renal Disease，ESRD），也可以导致心脑血管并发症的发生和发展。因而 CKD 具有发病率高、知晓率低、病程长、病情易反复、并发症多、危害性大的特点。肾脏疾病患者常具有以下身心特点：

1. 焦虑：患者担心疾病对身体、家庭、社会角色产生影响。部分患者会产生心理压力，并随着肾功能不全的加重而加重。Hudson 等的研究显示，27.0% 未透析的 CKD 患者存在心理压力、39.0% 的透析患者存在心理压力。CKD 患者轻度、中度和重度焦虑的发生率分别为 15.0%、8.8% 和 7.5%。透析患者焦虑的发生率高达 38.0%，移植肾受者焦虑的发生率远低于透析患者，但轻度、中度和重度焦虑的发生率仍分别为 6.0%、6.0% 和 4.0%。焦虑直接影响了患者对治疗的配合和依从性，同时对神经内分泌和免疫系统产生负面影响，进而影响病情的发展和预后。

2. 抑郁：抑郁也是 CKD 患者常见的心理反应，研究显示 17.5% 的患者存在轻度抑郁、7.5% 的患者存在中度抑郁。移植肾受者要稍好一些，但仍有 10.0% 的患者存在轻度抑郁、另有 4.0% 的患者存在中度抑郁。抑郁是 CKD 患者自杀、主动终止治疗、不遵守医嘱的主要原因，透析患者的自杀率约为同年龄、同性别非透析人群的 5~20 倍。

3. 抵触：CKD 的治疗时间长，部分患者甚至需要终身治疗，要严格限制水、盐、富含钾、富含磷、富含嘌呤等食物的摄入。自身免疫疾病介导的 CKD 患者多数需要接受糖皮质激素和（或）免疫抑制剂治疗，可导致容貌的改变，如满月脸、水牛背、痤疮和多毛等，令许多 CKD 患者，特别是年轻女性不能接受。部分进入 ESRD 的患者，因为害怕对透析产生依赖，拒绝透析，往往病情垂危时才被家人送到医院抢救，增加了患者的风险和治疗费用。

4. 多疑：CKD 患者，尤其是 ESRD 患者可能出现神经系统症状，出现多疑敏感、被动依赖、自我为中心等种种表现。透析患者往往还会出现人格解体。由于依赖血液透析（Hemodialysis，HD），有些患者觉得自己是一个支离破碎、不完整的机体。有的患者无意识地认为自己已经机器化，成为人工肾的一部分，或者将机器人格化为自身的一部分。

（二）社会因素

1. 治疗经济负担沉重：我国目前 HD 患者的年均医疗费用约 10 万元，腹膜透析（Peritoneal Dialysis，PD）患者目前的年均医疗费用约 8 万元。同时，CKD（尤其是 ESRD）患者也是心血管并发症和感染发生的高风险人群，一旦出现上述并发症，医疗费用更加昂贵。没有医疗保险的患者，多数家庭难以承担。能够享受到医疗保险的患者，也要承受一定的经济负担，且不同保险的报销比例不尽相同，以致许多 ESRD 患者目前还无法得到及时有效的透析和其他治疗。

2. 面临种种社会压力：疾病本身的痛苦、治疗带来经济负担、病情的反复迁延都会给患者带来不同程度的心理压力。同时，患者要面对社会角色转变，有的被迫离开工作岗位，有的中断学业。疾病常常和经济负担结伴而行。此外，患者体力、精力有限，经济来源减少而支出增多，若不能得到家属很好地理解和支持，会出现夫妻矛盾等家庭问题。ESRD 患者还常会有接受肾移植（Renal Transplantation，RT）的需求，亲属出现顾虑，不愿捐肾，从而引发家庭矛盾。以上种种都会对病情及治疗效果产生影响。

3. 总体生活质量下降：患者体力、精力有限，经济来源减少而支出增多，无法胜任既往的社会工作和承担相应的家庭责任，无法参加正常的社交活动。部分患者需要严格限制水、盐及其他食物的摄入。患者需要定期到医院检查和调整治疗，甚至住院治疗。尽管如此，由于 CKD 本身、CKD 并发症及药物的副作用，患者的预期寿命也会缩短。因此，CKD（尤其是 ESRD）患者的寿命会有一定的缩短，生活质量也会下降。若不能很好地调整心态，对生活质量与预期寿命的影响更大。

二、治疗中的积极沟通

（一）针对患者及其家属的医学与健康教育

肾脏疾病都是可治的，其中相当一部分可以治愈，如微小病变肾病、急性肾损伤（Acute Kidney Injury，AKI）等。即使无法治愈，有效的治疗和调整生活方式可以延缓疾病的进展和减少心脑血管并发症。此外，部分肾脏疾病在遇到感染、劳累、停药后会复发，甚至需要终身药物治疗、肾脏替代治疗。因此，肾脏疾病患者需要有：①信心：坚信疾病是可以治疗的，即使不能治愈，配合医生积极治疗后也可有效地改善预后，延长寿命和提高生活质量；②耐心：肾脏疾病的治疗需要一定时间，甚至需要终身治疗；③细心：肾脏疾病患者需要了解疾病相关的治疗靶目标，监测体重、血压的变化，控制饮食摄入等。要有针对性进行如下内容的健康教育：

1. 饮食：所有的慢性病患者均应该进行饮食管理，肾脏疾病患者尤其要注意饮食控制。需注意的是肾脏疾病患者饮食控制因病情而异，绝对不是千篇一律。①水：肾病综合征、水肿、少尿患者要严格限制水的摄入，每天的摄入量为 500mL＋前一日尿量＋其他途径如丢失（大量出汗、呕吐等）；HD 患者透析间期体重增加一般控制在干体重 3%～5%或 2.5kg 以下；②盐：除合并低钠血症外，所有 CKD 患者均应低盐饮食，尤其是有高血压病者。这里特别提出的是低盐不是低钠盐，低钠盐含钾盐，肾脏疾病患者，尤其是肾功能不全患者食用后易出现高钾血症；③蛋白质：低优质蛋白饮食。优质蛋白是指动物蛋白质，机体利用率高。非优质蛋白指植物蛋白，机体利用率低，多食会增加肾脏的负担；④其他：戒烟酒、低脂饮食、忌食富含嘌呤的食物（尤其是血尿酸水平增高者）和限制磷的摄入等。

2. 休息及活动指导：根据患者病情合理安排休息和活动量及必要的锻炼。急性感染后肾小球肾炎急性期宜卧床休息 2~3 周，肉眼血尿消失、水肿消退、血压恢复后逐步增加活动量；肾病综合征，大量蛋白尿时要多卧床休息，宜更换睡姿，每天宜起床活动 2~3 次，每次 15~30min，以免血栓形成；合并肺动脉栓塞和（或）深静脉栓塞者宜卧床休息，保持大便通畅。积极鼓励患者回归社会，从事力所能及的工作。

3. 其他：让患者及其家属了解疾病的相关知识可以增加患者的依从性，更好地配合治疗。要针对常见的肾脏疾病进行通俗易懂的科普宣传。肾淀粉样变性（尤其是合并低血压者）、接受降压药物治疗的（尤其是高龄）患者，应注意避免体位性低血压；接受激素和（或）免疫抑制剂治疗者应避免到人群密集的公共场合，预防感染；拟行 HD 的患者要注意保护血管，尤其是前臂头静脉。

（二）告知患者及其家属疾病的诊疗过程中与预后的风险

正常肾脏也会衰老，一般情况下正常人在 40 岁以后肾小球滤过率随年龄增长而逐渐降低。因此，肾脏病变一旦进展至一定程度，肾功能不全会进行性加重，直至 ESRD。临床上血压高且难以控制、蛋白尿多且对治疗反应不敏感、就诊时已存在血清肌酐升高，病理上肾小球球性硬化、肾小管间质病变重的患者预后差。肾活检、HD、PD、RT 是肾脏疾病诊断和治疗的重要手段，但都有可能出现并发症。

药物治疗同样如此，患者希望经过治疗后可以有效地控制血压、减少蛋白尿、延缓肾功能不全的进展、延缓心脑血管并发症的发生发展，但是药物都有"三分毒"。在进行肾活检、HD、PD、RT 和药物治疗时，既要告知治疗目的，还要告知可能的副作用及患者该如何监测疾病的进展和各种诊疗过程中出现的副作用等。医疗行业不同于其他行业，越是病情疑难危重，医务人员花费的精力和时间也越多，家属的经济付出也越大，但预后也可能越差。普及科普知识，让患者及其家属了解疾病的基本知识，认识疾病的诊治过程中存在着一定的风险和不可预测性，有助于提高患者的依从性，使其更好地配合、更好地理解诊治过程中出现的各种风险。

（三）给予患者及其家属治疗方案的知情选择

诊疗过程中应充分注意患者与家属的知情权，结合患者的病情、经济情况等，综合选择个性化的治疗方案。同一患者疾病的诊断是相同的，但治疗方案可以不同。ESRD 时 HD、PD、RT 都是成熟有效的方案，但各有优缺点。如患者有比较高的领悟力、更好的卫生习惯、更高的医嘱执行力、社会活动多、更多希望自由，可以选择 PD。如患者自理能力差、家庭支持能力不足，可以选择 HD。如患者年轻、希望得到更高的生活质量、更好地回归社会，又有合适的肾源，可以选择 RT。千万不能为了 RT，引发家庭矛盾，甚至道德绑架潜在的供肾者。激素和（或）免疫抑制剂的选用，除了考虑病情本身，也要结合患者的年龄、性别、是否生育等情况。在病情及预后交代上也要区别对待，一般情况下，对于预后差的患者，建议优先向患者的配偶（有子女，夫妻关系好）、父母（非高龄）、同胞交代，而不是直接交代给患者的恋人、配偶（无子女，夫妻关系不好）、岳父母（或公婆），以免造成不必要的家庭矛盾，最大限度地保护患者的隐私、知情权和家属的知情权。

（四）引导患者及其家属配合治疗

多数肾脏疾病疗程长、治疗需要一定时间，甚至需要终身治疗。大多数患者住院是为了明确诊断，也有一部分重症、急性病变和（或）并发症需要住院治疗。诊断明确、方案制订后，或病情平稳后，可以携治疗方案回家或回当地医院继续治疗。这样有利于提高基层医院的医疗资源利用率，提高基层医院医疗水平。

第六节　内分泌科医患沟通

一、患者身心特点与社会因素

（一）患者的身心特点

内分泌代谢性疾病包括糖尿病、甲状腺疾病、脂代谢疾病等常见病及垂体、肾上腺、性腺等内分泌腺体相关的临床相对少见疾病。不同内分泌代谢性疾病对患者的身心有着不同的影响，且在病理的不同时期，患者也会出现不同的情绪变化。

1. 怀疑：糖尿病等代谢性疾病在人群中发病率高，一旦确诊往往需要长期的治疗和定期监测。患者在获悉病情后，常感到难以置信，甚至慌乱、烦躁。例如患者在体检中发现高血糖并诊断为糖尿病后，一些患者不愿面对，反复到不同的医院，找不同的医生就诊，希望能推翻诊断。有些患者不能接受终身服药的现实，四处寻医问药，希望能发现可以"根治"的良方，故很容易上当受骗。

2. 焦虑：患者在接受了诊断并开始治疗后，随着对所患疾病的逐步了解，心态也开始出现变化。一些患者变得十分敏感、多虑；有些患者由于经济上的压力，不愿定期随访，仅凭自身的感觉随意服药，但同时又担心疾病的进展，故常处于矛盾、烦躁的心理状态；还有些患者由于治疗初期对药物的不适应或不良反应，产生对医生的不信任而拒绝治疗。例如有的糖尿病患者在开始使用胰岛素时由于发生了低血糖反应而拒绝胰岛素治疗。

3. 自卑：由于有些内分泌疾病可伴随性功能异常，患者容易出现自卑的心态，表现为就诊时羞于启齿或不愿与医生沟通；一些患者情绪低落，认为自己的病不能根治，长期治疗费用不菲，从此自己就再也不是正常人了，容易产生被社会遗弃的心理，故而自卑、抑郁；还有一些糖尿病患者在使用胰岛素治疗时，由于需要在餐前注射胰岛素，使患者在一些社交场合自觉尴尬，易产生自卑感。

（二）主要社会因素

1. 生活方式改变：社会经济的快速发展，一方面为消除营养缺乏和改善居民健康提供了经济、物质基础，另一方面也导致人们生活方式、行为习惯、膳食结构和疾病谱发生变化。久坐少动的生活模式及大量高热量、精细食品的摄入使得超重和肥胖人群数量呈明显上升趋势。与肥胖相关的代谢性疾病（包括糖尿病、痛风和高尿酸血症等）的患病率亦成倍增加。现代社会环境中生活节奏的加快导致人们的心理压力越来越大，长期处于这种慢性应激状态容易导致中枢神经功能失调及自身免疫功能的紊乱，因此与之相关的 2 型糖尿病、甲状腺疾病等内分泌代谢性疾病发病率亦明显增加。

2. 人口老龄化：随着老龄化人口比例的上升，与增龄有关的慢性内分泌代谢性疾病的患者数量急剧增长。例如随着身体的逐渐衰老，女性雌激素水平下降，骨转换能力减退，肠道钙吸收能力降低，老年人极易发生骨质疏松。

3. 健康知识的缺乏：在社会经济发展和人民生活水平不断提高的同时，我国健康教育和疾病防治知识的普及却相对滞后。而基本健康知识的缺乏正是导致糖尿病、血脂异常、骨质疏松等内分泌代谢性疾病发生、发展的重要原因之一。一方面，人民群众对疾病的预防知识认知度较低。以糖尿病为例，由于缺乏必要的健康知识，不良的生活习惯及不科学的膳食结构使人们患糖尿病的危险显著增加。另一方面，患者得病后由于缺乏科学的疾病知识指导，难以坚持有效的治疗。在已诊断的糖尿病患者中，不少患者由于不知道血糖控制和并发症筛查的重要性，长期血糖不达标，直到出现了晚期并发症才就诊，而此时病情已难以逆转。因此，急需加强公众教育，倡导平衡膳食与健康的生活方式，提高居民自我保健的意识和能力。

二、治疗中的积极沟通

(一) 针对患者及其家属的医学与健康教育

内分泌代谢性疾病的治疗常与日常生活密切相关。健康科学的生活方式不仅是疾病治疗的基础，也是决定疗效的重要因素。多数内分泌代谢疾病需要长期的治疗，并需要定期监测和就诊，因此患者的依从性与配合度至关重要。需要通过多种方式对患者及亲属进行健康教育，告知疾病相关的基本医学知识。让患者及其家属学会预防和保健措施，了解所患疾病的自然病程及预后，知晓定期随访和监测的必要性等。

1. 对于糖尿病患者：应让患者充分认识糖尿病并掌握自我管理血糖的能力。需告知的内容包括糖尿病的病因、自然病程、危害，以及如何预防急慢性并发症等。首先应对患者进行生活方式的教育，包括合理膳食、适量运动、戒烟限酒、心理调节及维持理想体重等；其次应告知患者如何正确服用降糖药物，包括服药时间与可能的不良反应。对需要使用胰岛素注射的患者，还需教会患者胰岛素的注射技术，并交代注意事项。糖尿病患者的日常血糖监测和定期需进行的并发症检查亦属必须告知内容；此外，还应教会患者口腔、足部、皮肤的护理技巧。在特殊情况下，如伴发其他疾病、应激、手术和发生低血糖时，应告知患者如何应对。

2. 对于血脂异常、痛风及骨质疏松症患者，需与患者及其家属沟通的内容包括疾病对健康的危害及引发疾病的危险因素等。重点要教会患者选择对身体有益的健康食物，避免进食加重病情的食物。例如骨质疏松症患者应多摄入富含钙及维生素 D 的食物，痛风患者应避免高嘌呤饮食等。另外，还要鼓励患者坚持进行适合自身的体育运动，督促患者遵医嘱服药，告知患者定期到医院复查以确保治疗长期达标。

3. 对于甲状腺疾病的患者：患者对相关知识较为陌生，需耐心告知患者甲状腺疾病相关知识。在决定治疗方法前，一定要详细向患者介绍不同治疗方法的利弊及选择的依据。对有甲状腺功能亢进症伴突眼的患者还要教会患者如何保护眼睛，配合医生治疗。对于甲状腺功能减退症的患者，需告知甲状腺激素替代治疗的必要性及安全性等。此外，还应让甲状腺疾病患者了解饮食中的含碘量对所患疾病的影响、了解长期使用药物治疗需定期监测哪些指标等。

4. 对于腺垂体、肾上腺皮质及甲状腺功能减退的患者：一定要反复强调终身服药的必要性、随意停药的危险性，并告知替代治疗的安全性以解除患者服药的顾虑。要充分让患者及其家属知晓如何应对应激状态，伴发其他疾病时如何调整替代治疗药物的剂量等知识。尤其是对于腺垂体功能减退症和肾上腺皮质功能减退症的患者，应建议患者随身携带写有自己姓名、所患疾病、服用药物的卡片，嘱患者及其家属在因其他疾病需治疗时，需主动告诉主管医生自己所患疾病，以免贻误抢救时机。

（二）告知患者及其家属治疗中的风险

1. 糖尿病患者：不管是口服降糖药物还是胰岛素治疗，均有发生低血糖的风险。因此，医生应充分告知患者及其家属低血糖的相关知识，让患者了解低血糖的临床症状、如何预防和处理低血糖发作、学会血糖监测等。

2. 甲状腺功能亢进症患者：在使用口服抗甲状腺药物治疗前，需充分告知患者服用药物后可能出现的一般副作用及严重副作用，如白细胞减少、肝功能异常、皮疹等。让患者知晓需监测血常规、肝功能，在服药过程中一旦出现发热、咽痛、乏力等感染征象或黄疸等，应立即停止用药并及时就诊。

3. 甲状腺相关性眼病患者：如需采用糖皮质激素治疗，治疗前的沟通十分重要。谈话需要包括以下内容：①治疗的必要性：如果不治疗，病情加重后有可能出现角膜溃疡、感染、失明等严重后果。②疗效的不确定性：给药后多数患者眼部症状可缓解，但由于个体的差异性也可能疗效不佳。③激素治疗的不良反应和应对措施：需告诉患者糖皮质激素治疗可能会出现的不良反应，以及医生会采取哪些措施来预防或治疗等。

4. 腺垂体功能减退症患者：在开始替代治疗之前，首先应告知患者为什么需要长期替代治疗；其次，应向患者解释所使用的药物虽然是激素，但患者服用的是生理性替代治疗剂量，而不是药理剂量，不必过度担心激素的不良反应；最后，需告知患者当合并其他疾病时，应适当增加糖皮质剂量，决不能随意停药，否则会危及生命。

（三）给予患者及其家属对治疗方案的知情选择

对于同一种疾病，临床上可能存在多种不同的治疗方法。例如，对于甲状腺功能亢进症的治疗临床上普遍采用的有 3 种治疗方法：口服抗甲状腺药物治疗、碘-131 治疗和手术治疗，三种治疗方法各有利弊。口服抗甲状腺药物治疗是甲状腺功能亢进症的基础治疗方法，但疗程长、药物有个体差异的不良反应、需要定期随访，并且治愈率仅有 40% 左右，复发率高达 50%～60%。碘-131 治疗方法简单、经济，治愈率达到 85% 以上，但甲状腺功能减退是此种治疗方法难以避免的后续问题，一旦发生，需终身进行甲状腺激素替代治疗。手术治疗亦有相应的适应证和不良反应。因此对于每一位甲状腺功能亢进症患者，在决定治疗方法前，医生需要向患者详细说明不同治疗方法的优缺点、临床的参考依据，并告知不同方法所需的大致费用等，让患者在充分了解这些有关的信息后再根据自身的情况做出合适的选择。这样即使治疗后出现药物所致的白细胞减少、甲状腺功能减退或其他不良反应，患者也能够坦然面对并可以继续与医生配合而最终达到良好的治疗效果。

一些内分泌代谢性疾病（如糖尿病、血脂异常、原发性骨质疏松症等）由于需要长期服药并定期监测，对于患者而言经济压力较大。医生在决定治疗方案时，应采用个体化的治疗方案，需充分考虑患者的经济条件、受教育水平、依从性等。这些信息可通过有效的沟通获得。因此，要求医生与患者除沟通病情以外，还需深入了解患者的社会心理特征，收集信息以帮助制订方案。在可能的情况下，医生还应提供多种方案供患者选择，并事先说明各种方案的利弊及费用。以糖尿病为例，如果患者经济拮据，可以采用疗效确切又较为低廉的降糖药物，但需告知患者可能出现的不良反应及对策；如患者经济上较宽裕，可以根据其病情，选择疗效好并且低血糖风险相对较小的降糖药物。临床治疗应以人为本，从患者的角度出发，设身处地替患者着想，制订出恰当的治疗方案。

（四）引导患者及其家属配合治疗

对于需要长期治疗及监测的疾病，患者只有充分理解定期复查及监测的必要性才能坚持长期配合治疗。比如一个新发的 2 型糖尿病患者，就诊时要求医生只给他开一些降血糖的"特效药"。但医生在综合了解该患者的病情后，鉴于患者目前血糖水平仅轻度升高，制订的治疗方案是暂不用药，但需控制饮食、合理运动、监测血糖等。此时的沟通应包括：向患者解释其患糖尿病的原因，科学的饮食及运动对控制血糖的益处，如何根据血糖检测的结果进一步调整治疗方案等。

某些内分泌代谢性疾病目前治疗手段有限，预后不佳，一旦发展至严重并发症期，难以有效逆转其自然病程，这些情况都需及时与患者进行充分的沟通。比如糖尿病肾病患者因水肿、蛋白尿就诊，患者和亲属容易因尿蛋白不能转阴、反复水肿而抱怨治疗效果差。这时，如在沟通中只告知其糖尿病肾病已经无法逆转，会给患者造成极大的精神压力，使其丧失治疗的信心。因此，医生应针对患者的具体病情，介绍其所患疾病的基本知识，提前告知治疗后能出现的各种不同反应、后续的应对措施，以帮助患者建立信心，引导患者与医务人员配合，以争取最好的治疗效果。当患者对自己的病情有了充分的了解，并感受到医护人员为他所做的各种努力，即使病情出现反复或恶化，患者也能够接受与面对。

第七节　神经内科医患沟通

一、患者身心特点与社会因素

神经系统疾病临床特征的特殊性及治疗、预后的不可知性，尤其是一些慢性疾病治疗时易出现药物疗效下降、药物副作用明显等问题，使得患者及其家属心中充满疑惑、焦虑和担心，会出现各种心理及情绪的变化。

（一）恐惧

一些老年人，尤其是患有高血压病、糖尿病、心脏病者，非常担心自己会得脑血管疾病，而患过脑血管病的患者又担心会再发，因此产生一种恐惧心理，身体稍有不适，如出现头晕、手麻等症状就急切地到医院要求做头部影像学检查，担心是否患了脑梗死。

（二）焦虑、抑郁

患有神经系统疾病的患者由于一些病症的特殊性，病程长、恢复慢，很多留有神经功能的缺损，甚至不同程度的残疾。比如脑血管病患者，由于肢体活动受限，可能还有语言功能障碍，无法表达自己的意愿，患者常常非常担心疾病的结局，担心会给子女造成负担，因而产生焦虑、烦躁、忧愁，也有些患者出现情绪低落、缺乏兴趣，表现出抑郁症状，甚至不配合医生的治疗。

（三）孤独心理及人格变化

如患有帕金森病的患者因行动迟缓、震颤等产生自卑心理，不愿与人交往，情绪变化无常，焦虑、忧愁、烦闷情绪时时缠绕在身，久而久之，则可能出现人格变化、情感脆弱、敏感且多疑，感到孤独和失落。

（四）主要社会因素

1. 社会人口老龄化：随着社会的进步、经济的发展，人类的寿命得到了显著的提高，随之而来的是老年病，尤其是脑血管疾病的发病率逐渐上升，其他老年性神经系统疾病也呈不断上升趋势，如帕金森病、阿尔茨海默病等。

2. 生活习惯的变化：随着人们生活条件的改善、生活水平大幅度提高，饮食习惯和饮食结构发生很大的变化，大量摄入高脂肪、高胆固醇食物，应酬增多、过量饮酒、大量吸烟。因工作压力大、工作节奏加快，缺乏甚至完全没有体育锻炼，因此过多、过早发生动脉粥样硬化的人数显著增加，心脑血管病的发生率也随之增高。

二、治疗中的积极沟通

(一) 针对患者及其家属的医学与健康教育

在治疗疾病的同时，向患者及其家属积极宣传医学常识、进行健康教育是非常必要的，使他们提高健康意识和对一些疾病的认识，有利于对隐袭、缓慢起病疾病的早期发现、早期诊断和早期治疗。如对偏头痛患者普及预防和治疗的相关知识，告知其尽管偏头痛目前尚无法根治，但可以预防、可以控制。应尽可能避免各种诱因，尽量减少止痛药的使用，如果符合预防治疗原则，尽早预防，规范治疗可以很好地控制偏头痛发作，减轻头痛程度，大大改善患者生活质量。

对有帕金森病或阿尔茨海默病的患者，告知其尽管目前尚无法根治或逆转这两类疾病，但规范治疗可以延缓疾病进展，改善患者生活质量。而对于脑血管病高危人群，通过积极的宣教，能提高人们对脑血管病的认识，从脑血管疾病的一级预防着手，尽量减少发生。

(二) 告知患者及其家属治疗中的风险

神经系统疾病的发病、病情进展有其特殊性，有些患者在入院之初，病情发展可能并未达到高峰，对于这类患者的病情要有充分估计，并向患者家属交代可能会出现的变化、应注意观察什么，尽量不告知患者本人，避免给患者增加心理负担和压力。如吉兰-巴雷综合征患者入院时，仅表现为四肢无力、反射消失，而随着病情的进展，可能出现呼吸肌麻痹，需要气管切开，用呼吸机维持，应该及时与气管家属沟通，密切观察患者的呼吸状况，交代有关器官切开的事宜。一旦出现呼吸肌麻痹，可立即行气管切开以辅助呼吸，避免延误抢救时机，同时也使患者家属事先有心理准备。

(三) 给予患者及其家属治疗方案的知情选择

针对诊断明确的疾病，从治疗角度可以采取不同的治疗方案，一些方案在实施过程中可能会出现明显的副作用和治疗费用高等问题，采取哪一种方案应该与患者及其家属沟通，征求他们的意见，并说明不同方案的治疗效果，使患者及其家属在对不同方案充分知情的情况下做出选择。例如：急性脑梗死超早期的溶栓治疗，在严格掌握适应证的前提下，向患者及其家属交代使用溶栓药可能会引发脑出血、缺血再灌注后加重脑损伤等，如同意需签字为证，从而避免可能出现的医疗纠纷。对于吉兰-巴雷综合征患者，治疗最有效的方法是血浆交换或丙种球蛋白注射，但前者血浆来源困难，后者价格昂贵，一个疗程需要数万元的费用，是否应用要与患者及其家属沟通，征得同意后方可使用。

（四）引导患者及其家属积极配合治疗

在对患者实施治疗的过程中，除了治疗方案、治疗药物、治疗费用要与患者及其家属沟通，一些诊疗操作还要得到患者及其家属的积极配合。例如，对于结核性脑膜炎患者，需要多次进行腰椎穿刺，一方面帮助诊断，另一方面医生可以根据脑脊液化验结果的动态变化判断疗效，还可以同时鞘内给药，提高中枢神经系统内抗结核药物的浓度，有利于迅速缓解病情。而对于腰穿检查，多数患者及其家属会担心留有后遗症，这时就需要医生给予解释，说明腰穿对诊断及治疗效果判定的重要性，告知大多数情况下不会留有后遗症，解除患者及其家属的顾虑，得到积极的配合，使疾病能得到早期诊断和治疗。

对于神经系统疾病患者，尤其是瘫痪及有意识障碍的患者，护理工作至关重要，及时翻身、叩背、排痰是减少肺部感染的关键，也是预防褥疮的关键，并发症是否发生直接影响患者预后的好坏。因此，医护工作的配合及医患之间的配合非常重要，力争做到衔接紧密、沟通及时、配合默契，从而取得较好的治疗效果。

第八节 肿瘤科医患沟通

一、恶性肿瘤患者心理特征

恶性肿瘤患者有着共同的心理社会背景，他们都有着对未来的不确定感。恶性肿瘤可能复发、转移，各种治疗可能产生心理和躯体的不良反应，一些治疗可能造成残疾而导致生活和工作能力的下降和丧失。因此，恶性肿瘤患者普遍存在显著恐惧、焦虑、愤怒、怨恨、悔恨、敌意、抑郁、失望或绝望等，这些情绪体验也会引起相应的心理行为，如怀疑、回避、幻想、依赖、求生等。这些典型的心理变化过程，结合人格特征和应对方式等，共同构建出恶性肿瘤患者的身心特征。一些恶性肿瘤患者的心理变化过程有如下阶段。

1. 震惊阶段：患者得知罹患恶性肿瘤后，会很震惊，常表现出惊恐、焦虑，甚至晕厥。此时患者往往无力主动表达内心的痛苦，对提供帮助的医护人员和家人表示拒绝。

2. 怀疑和否认阶段：患者竭力否认和拒绝接受患癌事实，怀疑诊断结果，认为这是不可能的事。常表现出四处求医，希望得到否定恶性肿瘤的诊断意见，或是想找一位能给自己希望的医生，因此患者在此阶段很容易上当受骗。

3. 恐惧、悔恨阶段：患者不得不面对患恶性肿瘤的事实，感到恐惧和沮丧，常常责怪自己平时缺少体育锻炼、抱怨未能及早改掉不良生活习惯。此阶段情绪易激动，易把愤怒指向周围的人，甚至出现攻击行为。

4. 妥协、幻想阶段：随着对痛苦事实的适应，患者的求生欲望随着对美好生活的留恋而逐渐增强，被动地正视疾病，与恶性肿瘤妥协，但同时又存在许多幻想，希望奇迹出现，此阶段患者会态度积极地配合治疗。

5. 绝望、抑郁阶段：在恶性肿瘤治疗过程中由于疗效与期望值不符合，或由于病情的波动与恶化，幻想破灭之后确信该病不可治愈，同时由于难以忍受的治疗副作用，使许多患者丧失信心，从满怀希望积极配合治疗转而陷入极度的绝望与抑郁情绪之中，对周围的事物反应迟钝，失去生活的勇气，产生轻生念头、行为，或情绪变得对立，不服从治疗。此阶段特别要注意防范患者的自杀等过激行为。

6. 认可、接受阶段：随着时间推移，患者逐渐适应角色，开始变得客观、理性地面对和接受现实，接受恶性肿瘤的严重后果，并能认真考虑和正确对待死亡问题。患者显得平静、安宁，不愿给亲人和社会增加负担，希望早日结束生命，此阶段患者对濒死过程的恐惧甚于死亡本身。

二、治疗中的积极沟通

（一）针对患者及其家属的医学和健康教育

恶性肿瘤不同于其他慢性疾病，患者及其家属一般难以接受，同时，恶性肿瘤的治疗不同于其他疾病的治疗，它的治疗周期长，在治疗过程当中疾病仍有转移复发的特点，并且常出现患者难以忍受的不良反应，需要针对这种疾病治疗的特点建立积极的沟通方式。对恶性肿瘤患者的医学与健康教育应循序渐进，分阶段进行。

1. 疾病知识的教育：恶性肿瘤患者除了心理上承受巨大的压力，急切需要了解病因、疾病的预防、发生、发展、转归及疾病不同阶段的注意点，了解自身目前和将来可能发生的各种变化及应对变化所应具备的知识。恶性肿瘤患者比一般患者需要更多的知识以应对疾病。如乳腺癌诊断后需要告知患者乳腺癌发生的可能机制及影响因素，临床特点是全身性疾病，不仅仅局限在乳腺；肿瘤如何分期，不同分期可选择治疗的方法，如可能保乳手术，也可能需要根治性手术，可能先进行放化疗，再考虑手术，也可能需要先手术治疗，再进行放化疗；治疗的周期长度；可能的花费及治疗过程中需要注意的一些问题，如预防感染、定期复查、出现哪些症状需要及时与医生联系等。

2. 手术治疗的教育：患者对外科手术风险、手术疗效、并发症等极易产生心理压力，因而恶性肿瘤患者有全面了解手术的需求，应及时重点介绍术前注意事项、手术方法与经过、术中配合、术中可能出现的并发症及预防措施，以解除患者紧张心理，提高患者对手术的信心。如胃癌手术常常需要切除胃的 3/4，或切除胃的全部，并以空肠代胃，这样的术式如何让患者接受，需要良好的沟通技能，应让患者知道手术对生存的意义、术后可能出现的问题、应对的方法、营养问题等。

3. 放疗和化疗知识的教育：让患者充分熟悉、了解放化疗方案的内容和目的。将放化疗可能带来的副作用告知患者，提高患者的自我防御能力，减轻对副作用的担心、恐惧，增强自我协调能力及主观能动性，有利于增加疗效。在沟通方面要告知患者选择化疗和放疗的目的和意义，解除患者不必要的担心和疑虑。

4. 康复期的健康教育：恶性肿瘤患者康复期仍然渴望得到健康教育，并且教育内容因文化程度、职业不同而不同。患者不仅想利用健康教育这一资源来促进自己的身心康复，尽快适应社会、回归社会，还希望获得有关自身疾病的相关知识发展动向、饮食营养、用药等方面的指导，进一步提高自己的生活质量。可选择一些集体干预的方法，就患者共同关心的问题给予解答。例如，邀请专业人员讲授恶性肿瘤患者适合的化妆法、如何选择和护理假发、头巾的使用方法等与恶性肿瘤患者日常生活密切相关的内容。

（二）告知患者及其家属治疗中的风险

恶性肿瘤的任何治疗（如手术、放疗和化疗）都是风险性比较高的治疗，因此在治疗前，应充分告知治疗方法的可能风险。每一项治疗都需要患者及家属签署知情同意书。在告知患者及其家属治疗风险时，既要说清楚治疗的风险，又不至于对患者及其家属造成过重的心理压力和其他负面影响。基本的原则是：如实充分，通俗明确，合理适度。

（三）给予患者及其家属治疗方案的知情选择

随着世界范围对肿瘤的研究不断深入，治疗方案不断更新，但是，实际工作中因经济条件、医生的专业技术及医疗机构整体水平、患者自身条件限制等因素，患者的治疗方案不尽相同，特别是在出现多个合理的治疗方案或施行治疗方案需要冒很大风险时，医生应尽量提高患者的知晓度，将每种治疗方法的利弊如实告知患者及其家属，让患者参与讨论治疗决策，使患者及其家属对疾病的治疗有强烈的参与感，彼此之间能够发挥双方的积极性。

1. 放疗方案的知情选择：放疗的最大优点是可保留器官的功能。但放疗在杀灭肿瘤细胞的同时，对周围部分正常组织也会有损害，放疗的效果不仅与肿瘤细胞的病理类型、肿瘤分期和肿瘤的部位有关，还与能否在规定时间内完成既定照射剂量有关。所以我们需要跟患者沟通放疗的原理、优势，放疗的部位，放疗前的准备工作及注意事项，放疗的次数，放疗可能达到的效果。同时，也要跟患者沟通放疗存在的风险，如胃肠道不适、白细胞下降、皮肤和黏膜反应等，告知出现不良反应的应对措施，减轻患者的焦虑，提高其治疗的依从性。

2. 化疗方案的知情选择：化疗是目前治疗恶性肿瘤的主要方法之一。化疗药物能抑制恶性肿瘤的生长和发展，并在一定程度上杀灭肿瘤细胞，但对人体来说也有相当大的毒性，它在杀灭和抑制肿瘤细胞的同时，亦损伤相当数量的正常细胞，并直接影响心、肝、肾、神经系统及骨髓的造血功能。我们需要根据患者的病情为患者提供合理的化疗方案，告知患者化疗药物的种类、该药物的作用特点、使用该药物的注意事项、常见的副作用及出现副作用的应对措施等。

3. 手术方案的知情选择：根据肿瘤的分期、累及脏器、类别及患者的状况来选择适合的手术方式。我们需要跟患者沟通手术的目的、手术的优点、手术的类型、是开腹手术还是腹腔镜手术、是根治性手术还是姑息性手术、手术时间的选择、手术的风险、麻醉的风险、手术前是否需要辅助放化疗、术后注意事项、术后并发症等。

（四）引导患者及其家属配合治疗

恶性肿瘤并不等于死亡。有数据显示，1/3 的恶性肿瘤是可以预防的、1/3 的恶性肿瘤是可以治愈的、1/3 的恶性肿瘤是可以通过医疗手段改善生活质量和延长生命的。患者是家庭单位的组成部分，家庭是影响患者心理环境的一个常见因素，家属是患者的精神支柱，家属的态度会直接影响患者的情绪。此外，医生与家属的关系也占有非常重要的地位，如果家属对医生的工作有疑问和不理解，就会制造纠纷和麻烦，更重要的是影响患者的治疗配合度和治疗信念。对恶性肿瘤的治疗除关注患者本身以外，还需要关注整个家庭的变化和需要，稳定家庭的核心功能，改善家庭成员之间因恶性肿瘤而紧张的关系，增强家庭成员应对疾病的能力。

第九节　眼科医患沟通

一、患者的身心特点与家庭、社会因素

（一）患者的身心特点

眼睛是心灵的窗户，是个体接受外界信息的重要工具。眼科患者在身心特点上，除了具有与其他科患者共同的特点，还有其特殊性。

1. 过分焦虑和恐惧：这是眼科患者最常见的一种心理特征。因为很多眼部疾病以视力下降为特点，有的伴有疼痛等症状，患者因存在对丧失视力的恐惧，极易表现出焦虑、烦躁，并出现失眠、易怒、情绪极端化等表现。有些疾病因病情发展迁延，需要反复住院并多次手术，治疗费用较高，患者及家庭经济和精神负担较重，更易存在焦躁、恐惧的心理，这类患者在临床上会有两种表现：

（1）希望立刻得到诊治，并且要求治疗效果迅速、有效，反之，就会对已有的治疗丧失耐心，甚至对医生、医疗机构产生不信任感。如眼科最常见的急性结膜炎，一旦病情发作，眼红症状往往持续2~3周，而有些患者在药物治疗2~3天后觉得眼红症状仍然存在，就认为是医生没看好病，常常频繁更换医生甚至医院，导致治疗缺乏延续性。

（2）对治疗丧失信心，过早地放弃治疗，有的甚至对生活也丧失信心。如合并肾衰竭的晚期糖尿病视网膜病变患者，这类患者因视力预后差，有的会自暴自弃，过早地放弃治疗，有的患者因视力预后达不到自己的期望，出现情绪极端化等表现。

2. 对自身疾病疏忽大意或不予重视：眼科疾病种类繁杂，表现各异，有些疾病在早期缺乏明显症状，患者不易察觉，部分患者缺乏对疾病严重性的认识，往往延误诊治。有些疾病需要患者长期随访或治疗，但患者常因工作忙等原因或存在"害怕医院"的心理，往往延误随访和治疗；或担心长期治疗的副作用，不愿意做进一步的诊治，甚至隐瞒、否认相关病史，导致诊疗上的被动。

3. 期望值过高：由于病情的复杂性和目前医疗水平的有限性，特别是视网膜神经细胞及视神经疾病损伤的不可逆转性，相当一部分疾病治疗后视力无法得到有效提高，并且有很多疾病的治疗不是以提高视力为主要目的，如视网膜脱离的手术治疗是以视网膜复位为主要目的、年龄相关性黄斑变性的治疗目的是尽量控制疾病不再恶化、青光眼滤过性手术是以控制眼压为主要

目的等。如果患者不能认识到这些，就会导致他们对治疗效果的不满意。

（二）家庭及社会因素

1. 家庭因素：患者家属往往对治疗期望值过高、希望治疗迅速，这种情绪会加重患者的焦虑、烦躁。眼科患者多为年长者或低年龄患儿，其家属（如子女或患儿的家长）多为青壮年人，他们工作压力和家庭负担较大，希望患者能够立即被治愈，而往往不了解疾病本身的复杂性和当前医学水平的局限性，忽视了治疗的过程，常常把这种焦虑的心情转嫁到医生或医疗机构身上。

2. 社会因素：

当今社会竞争日趋激烈，学习、工作压力大，电脑依赖，缺乏户外运动。我们见到许多患者，他们身体的疲劳集中表现为眼部的不适，产生类似干涩、异物感、酸胀感、视物模糊等症状，但缺乏明确的体征，临床称为"疲劳综合征""终端综合征"等。如果仅把它们当作一般眼疾给予局部治疗，效果很差。此时应当侧重于引导患者合理安排作息、养成良好的生活习惯，对这些疾病往往需要采取综合性治疗的方法与手段。

社会进步和生活方式的改变也会导致常见病种的变异：随着人民生活水平的不断提高，饮食结构、工作性质及生活方式都有了很大的变化。人群中高血压、高血糖、高血脂患病率逐年提高，相应的诸如高血压性视网膜病变、糖尿病视网膜病变等疾病的患病率也显著上升。随着新生儿存活率的提高，早产儿视网膜病变有所增加。由于电脑、空调的广泛应用，干眼症患者人数大增，且年龄结构呈低龄化趋势。近视等屈光不正的患病率在青少年当中居高不下。这些现象为眼科工作者提出了新的任务及挑战。

二、治疗中的积极沟通

（一）针对患者及其家属的医学与健康教育

眼球结构精细微妙，眼科疾病因眼球的解剖特点而具有特殊性，患者对于所患疾病医学知识的缺乏是引起医患纠纷的重要原因，所以简单、易懂、有效的医学和健康教育是做好医患沟通的必要条件。

1. 需要告诉患者及其家属的医学知识：首先，医生可以用通俗、易懂、形象的语言，通过口头和书面的方式，告知患者及其家属所患疾病的病因、机制、临床特点、治疗方案及可能的并发症和预后，使其对疾病的特点、治疗和预后有基本的了解，让患者充分认识到坚持长期随访、治疗的重要性和必要性。疾病临床路径化治疗和良好随访制度的建立，也有助于提高患者的依从性。其次，对于一些疑难杂症，还可以告诉患者及其家属目前国内外诊疗进展，争取患者的积极配合，增强其战胜疾病的信心。最后，需要客观评述，使患者及其家属充分认识医学发展和各项诊疗技术的局限性、风险性及疾病转归的不可预见性，做好充分的心理和思想准备。

2. 需要告诉患者及其家属的健康知识：眼科许多疾病的发生、发展与生活习惯、生活方式、精神状态有关，如何养成良好的用眼习惯和健康的生活方式，对疾病的防治有重要意义。同时，许多眼科疾病需要手术治疗，如何就术前、术后的护理常识对患者及其家属进行健康教育，使之能够积极配合治疗，取得最佳治疗效果，也是医务人员的重要工作之一。如随着电脑、手机、多媒体等电子产品的广泛应用，干眼症和视疲劳患者越来越多，医生可指导患者通过减少长时间用眼、电子屏幕低于视平线、用眼过程中注意多眨眼等方法，减轻疾病症状。对于中心性浆液性脉络膜视网膜病变患者，吸烟、熬夜、过度劳累、精神紧张会诱发病情的发生和发展，经治医师可给予患者必要的精神、心理引导，教育患者避免熬夜劳累、保持乐观心态、戒烟。

（二）告知患者及其家属治疗中的风险

眼科手术无论大小，始终是有一定创伤性的，这种创伤有时会引起隐匿性葡萄膜炎、视神经炎及其他隐匿性眼病，也有引起交感性眼炎的可能，临床医师需要根据患者的具体情况和将采取的治疗方式，充分告知患者及其家属治疗中可能存在的风险、原因及相关预后，使其能理解和配合。如青光眼是不可逆性致盲性眼病之一，对于青光眼患者来说，手术是控制眼压的重要方法。但由于青光眼的致病因素是多方面的，至今尚不完全明确，术后仍然存在眼压控制不满意、需药物治疗及再次或多次手术的可能，有些晚期青光眼患者病情严重，术后甚至出现视力丧失可能，经治医师应告知患者及其家属治疗的必要性、手术并发症、术后病情变化的可能及需长期随访的重要性，以使患者及其家属能理解并配合治疗。

（三）给予患者及其家属治疗方案的知情选择

在整个临床诊疗过程中，知情同意是贯穿始终的重要步骤。一些眼科疾病在治疗上会有多种方案。根据患者的具体病情、年龄、身体状况、家庭经济条件，经治医师应充分告知患者及其家属可采用的治疗方案及不同治疗方案的利弊，让患者及其家属充分考虑和选择，并尊重患者及其家属的决定，在取得患者及家属书面的知情同意签字后才能实施相应治疗或放弃治疗。

（四）做好围手术期医患沟通

眼科属于显微手术科室之一，手术精细复杂、种类繁多，有一定比例的医疗意外和并发症的出现。因此，围手术期是医患矛盾较为集中的时间段，做好围手术期的医患沟通有其现实意义：①术前患者往往表现出对手术的恐惧及由于对预后的不确定而表现出过分焦虑。在患者面前所有医疗小组成员应保持意见一致，所表达的应该是经过集体讨论而慎重提出的治疗方案。要特别重视术前谈话的作用，内容要详细而明确，并以书面形式保存。②术中手术医生应谨言慎行，尽可能保持手术室的安静，聊天、玩笑、接听电话都会使患者担心自己没有得到应有的精心治疗。③术后多数患者需要对手术眼进行包扎，部分患者需要双眼包扎，有的还必须长时间保持特殊体位，术后疼痛也是造成患者焦虑不安的重要因素。术后对患者的主动关心及帮助可以有效维系医患之间的良好关系，医方应主动关心患者的病情变化，给予适当的心理安抚。注意观察眼部体征，积极处理并发症，减少术前疼痛。

（五）求助式沟通的重要性

除了直接与患者及其家属沟通的方式，我们还提出了求助式沟通方式——不同亚专科间沟通、求助上级主管部门的帮助、寻求与其他医院之间的沟通交流，以及求助书本知识及网络公共平台知识等沟通方式，这些方式帮助我们与患者及其家属间进行沟通，起到了增加沟通途径，减少医患纠纷的重要作用。

1. 不同亚专科间沟通：随着眼科学的发展，亚专科的划分越来越细，如白内障、青光眼、眼底病、葡萄膜病、斜弱视、眼眶及眼整形、泪道专科、角膜与眼表等，所以，眼科医生的专业化程度越来越高。当接诊医生遇到非自己本专科的疑难疾病患者时，如果依据自己的专业知识不能很好地诊断和处理，应该向本专科其他医生或其他亚专科的医生求助，可以告知患者看相应专科的门诊，以免误诊和漏诊。

2. 求助上级主管部门的帮助：在临床上往往会遇到要求各异的患者，如有的眼外伤患者就诊时患眼尚有光感，但因外伤严重、手术预后差，患者坚决要求行眼球摘除手术，并且患者家属一致同意，这时摘除眼球需慎重，要反复与患者及其家属进行沟通，告知摘除眼球的利弊，如果患者及其家属仍然坚持摘除患眼，应于医院医务科进行备案登记，寻求上级主管部门的沟通。有些病例需要在卫生局主管部门进行备案登记。

3. 寻求与其他医院之间的沟通交流：有的患者患病后因治疗没有达到自己的期望程度，对医生、医疗机构产生不信任感。对这类患者，医生可以主动建议患者去其他医院相应的亚专科就诊或会诊。参照其他医院相应专科医生的诊疗意见，有利于患者理解并接受可行的诊疗方案，帮助患者得到更好的治疗。

4. 求助书本知识及网络公共知识平台：医方和患者及其家属均可通过书本和网络公共平台了解疾病的相关知识和治疗进展，这些不仅为患者及其家属提供了医学知识的获取途径，也为医方提供了诊疗的依据，更利于医患之间的沟通。

第十节　老年医学科医患沟通

一、患者身心特点、疾病特征与社会因素

（一）身心特点

除了一般内科患者的身心特点，老年医学科患者常常还具有以下身心特点：

1. 脑功能衰退：老年人脏器组织出现形态、功能等变化，脑功能自然衰退，神经系统的灵活性下降，常出现注意力不集中、情绪易激动、记忆力减退、精神和躯体容易疲劳等表现，记忆减退表现为近事记忆减退明显、远事记忆则相对保持较好。

2. 主观衰老感：老年人在主观上常会产生衰老感，这也与老年人生理特征的变化有关，如由青丝变白发、由精神饱满变得气力衰弱等，这些变化对老年人的心理状态都有很强的负面影响。

3. 性格变化：人进入老年阶段，心理特征和人格也会发生明显的改变。人格弹性会明显减退，会出现固执、自尊心过强等性格表现，他们多年形成的固有生活作风和习惯很难改变，他们在评价和处理问题时，容易固执己见，不愿接受新事物、新思想，经常以自我为中心，很难正确认识和适应生活现状，会变得傲慢、对立等。

4. 情绪变化：老年期是人生的"丧失期"，他们不仅会丧失社会地位，还会丧失着金钱、亲人、健康等，所有这些变化都会强烈地刺激老年人的精神和心理，使他们的情绪敏感、猜忌而多变，如话多爱唠叨、感觉孤独寂寞、空虚无聊等。老年人退休后，生活、工作和社会环境的骤然变化和闲暇时间的突然增多，会让老年人的孤独感、寂寞感和空虚感油然而生，很容易产生一种"被遗弃感"，从而对自身的价值感到怀疑和绝望，这种负面情绪不仅会加速人的衰老，而且对老年人的身心健康也会造成很大的威胁。

老年人自控能力变差，经常会被负面情绪控制，如焦虑、恐惧、孤独、忧郁、偏执、暴躁、自卑、自责、自弃等，且他们会对外界和周围环境的人事变化漠不关心或缺乏热情，或经常会出现比较消极的言行。从人衰老的过

程来看，老年人的话多是其思维方式和思维过程混乱的一种表现，也是老年人寻求心理平衡、排解寂寞的一种主要方式，因此要予以充分理解。

5. 喜欢安静但又惧怕孤独：老年人由于神经抑制高于兴奋，所以更喜欢在安静、清闲的环境中生活，而有些老年人由于退休后生活、工作和社会环境的变化，会产生强烈的孤独寂寞之感，常常会感到若有所失、无法接受。

6. 睡眠不调：老年人由于中枢神经系统结构和功能的变化，导致睡眠调节功能下降，出现睡眠不调，如入睡和睡眠维持困难、睡眠少、睡眠浅、易惊醒、黑白颠倒等。这种睡眠不调对老年人的心理和身体都会有很多的不良影响。

7. 经验丰富，判断准确：老年人的思维常因循守旧、创造性下降，但由于具有丰富的人生经历和社会经验，综合分析能力和判断能力依然保持完好，常常对问题和自我有深刻的认识和准确的判断，能更深刻地认识当前的事物，避免失误和错误出现。

8. 希望健康长寿：老年人都有一个共同的心愿，就是自己能有一个健康的身体，患病之后能尽快痊愈，不留任何后遗症，能健康长寿，不给晚辈增加负担，尽可能达到延年益寿。

（二）疾病特征

1. 多系统疾病共存：老年人随着年龄的增长，患病种类不断增多，尤其是高龄老年人，常会同时患几种或十几种疾病，而且有些疾病一直不曾被医生发现，这给医生的正确诊断和治疗增加了很多困难，如老年的心血管病、肺病、脑血管病、肾功能不全等。

2. 起病隐匿，缓慢发展：有些老年疾病起病较隐匿，进展也较缓慢，有些疾病的起病和发展在相当长的时间内均无症状，如动脉硬化、糖尿病、骨髓增生异常综合征、原发性骨质疏松等，往往是发现症状时病情已经较重或到了终末期。

3. 临床表现不典型：年老体衰、各器官功能均有减退、感觉敏感性降低及应激功能下降等，常使疾病的临床症状变得复杂而不典型，且有许多老年患者常常表现为病情重而症状轻，疾病容易被漏诊和误诊。如老年人心梗往往没有典型的心前区疼痛等表现，而仅表现为胸闷、气短、牙痛、腹痛等，甚至有些疾病根本就没有临床症状或症状不明显。

4. 病情变化快，猝死率高：老年人由于各脏器功能及内环境稳定性明显减退、应激反应能力下降、对药物的敏感性明显降低等原因，抗病能力减弱。某些原发疾病一旦病情发生变化，就会迅速恶化，使病情变得更加复杂，且容易发生猝死，给临床治疗增加了很多难度，如老年人的多器官功能障碍综合征，不仅可同时累及多个器官系统，而且起病急、发展快、死亡率高。

5. 并发症较多：老年人由于同时患多种疾病，发病时症状又多不典型，常常因并发症的表现而被发现。

6. 药物不良反应多，治疗难度大：老年人由于多种疾病共存，用药的品种和数量较多，用药时间也较长，而且药物在体内的吸收、代谢和排泄均较慢，故其药物不良反应的发生率较高，所造成的药源性疾病也会增加，原有的疾病更容易加重，使临床治疗难度加大，预后较差。

（三）社会因素

1. 社会角色的转变：老年期是人生的一个重要转折期，老年人退休后的社会角色发生了本质的变化，从社会活动的主角转变为了配角，从忙碌的职业角色转变为闲暇的家庭角色，经济收入、生活圈子等都发生了巨大的变化。这些突然的变化对老年人身体、性格及心理都会产生很大的负面影响，直接或间接影响老年人的身心健康。

2. 社会环境因素：社会环境的不断变化，如空气污染、环境嘈杂、社会风气、社会福利状况等，也会对老年患者的生活方式和身心健康产生很大的影响。

3. 社会心理因素：人的心理状态会受很多因素的影响。良好的社会心理因素，如自我尊重、亲密而忠诚的关系、独创性、安静的生活环境、内在的精神活动和受人尊重等，对老年人的身心健康都大有裨益，相反过大的精神压力、压抑、焦虑、敌对等不良的社会心理因素对老年人的身心健康损伤很大。

二、治疗中的积极沟通

（一）针对患者及其家属的医学与健康教育

1. 需要告诉老年患者及其家属的医学知识：特别要向患者及其家属说明老年人的解剖和生理特点：①解剖特点：随年龄的增长，老年人的体态、外形轮廓首先会发生变化，如身高缩短、背部弯曲、腹部肥胖等，行动会变得不稳和迟缓。②生理特点：随着年龄的增长，老年人的中枢神经系统及各个脏器功能均会发生退化或衰减，引起视力模糊、两耳失聪、牙齿脱落、记忆力减退、动作迟缓、手脚不灵活、心脏衰退、血管硬化、肺活量减少、骨骼变脆、容易骨折、免疫力低下等，因此更容易患病和继发感染，一旦患病，痊愈和康复也比较慢，预后较差，同时也易产生各种精神和心理的问题。

2. 需要告诉老年患者及其家属的健康知识：疾病有关的健康知识及良好的生活、饮食习惯对老年疾病的预防和治疗都具有很重要的临床意义，对老年患者而言，认真做好以下几方面是非常重要的：

（1）做好身体保健，定期到医院查体：由于老年期身体健康状况的逐渐变差、心理承受能力的减弱，老年人更容易患病或原有疾病加重，需要经常或定期为老年患者及其家属举办健康知识讲座和康复指导，告诉他们老年人的生理和心理特点、心脑血管病的易患人群和易患因素，指导老年脑血管病后遗症患者及阿尔茨海默病患者进行康复锻炼和二级预防，定期提醒和督促老年人到医院进行健康体检。

（2）张弛有度，避免过劳：这是医生需要告诉老年患者及其家属最多的健康教育内容，几乎适用于所有的老年病患者，尤其对慢性阻塞性肺疾病、冠心病、心肌梗死、脑卒中等疾病患者，更要强调劳逸结合、避免过度的体力及心理负荷，有利于病情的稳定和康复。

（3）生活规律，心态平和：进入老龄期后，由于社会地位、家庭地位及经济收入等的改变，老年人的生活规律和心理状态会发生很大的变化，规律地生活、保持良好的心态，对老年人至关重要，尤其是老年人家属的关怀和理解，对老年人的生活非常重要。

（二）告知患者及其家属治疗中的风险

老年疾病中的急、难、危、重病占较高比例，其风险不言而喻。如老年人的急性冠脉综合征、急性左心衰竭、急性脑出血等，因为其起病急、危险性大、死亡率高，在医生的治疗过程中，随时有可能会出现危及生命的意外风险，故临床医生要根据每个患者的具体情况和特点，具体问题具体分析，并要及时充分告知患者及其家属治疗中有可能出现的风险及其严重程度，例如，急性心肌梗死的急诊介入治疗，医生一定要在术前与患者（如果患者意识清醒）及其家属充分沟通，告知该急诊治疗的必要性、术前的准备情况、术中有可能出现的意外风险及相应的抢救措施、术后有可能出现的相关并发症及意外，以便让患者及其家属对这种治疗有一个大概的了解，能积极地接受和配合，对可能出现的突然变化有必要的心理准备。

（三）给予患者治疗方案的知情选择

知情同意是临床医患沟通的重要项目，贯穿于医疗工作的始终。在某些情况下，同是老年患者，却常因疾病不同、患病基础情况不同、患者的抵抗力不同而采用不同的治疗方案，如内科保守治疗、介入手术治疗、化疗、放疗、免疫治疗等。医生应该及时与患者及其家属进行良好有效的沟通，让患者及其家属了解疾病的进展情况及治疗方案，给患者及其家属充分的知情权，以征得患者及其家属的理解和配合。如老年肿瘤晚期的患者或危重病临终前的患者，患者及其家属的态度可能会大相径庭，故医生要及时和他们进行沟通，讲清楚病情及预后，充分告知拟采用的治疗方案的利弊，让患者及其家属充分知情，给他们自主选择的机会和权利，让他们自己做出"同意"或"拒绝"的决定，取得他们的理解和配合，并进行书面签字。在与患者及其家属谈话中，切记不要刻意干涉患者及其家属的个人意愿，要充分尊重患者及其家属的选择。

（四）引导患者及其家属配合治疗

在老年疾病的治疗过程中，患者及其家属对疾病的理解程度和所采取的态度对疾病的治疗效果和预后恢复都会产生直接的影响。所以，医生有责任做好患者及其家属的心理疏导工作，用最通俗易懂的语言与非语言交流方式和患者及其家属及时沟通，告知所患疾病的相关医学知识及诊疗方法，并充分告知每种治疗的局限性、风险性及治疗方案，以便赢得患者及其家属的理解和配合，避免医患矛盾和纠纷。

第十一节　门诊医生助理与护士、医生的沟通

现代医院的医疗服务的完成需要医、护、技、后勤、管理等团队的紧密配合，这种紧密的配合来源于有效的管理，而有效管理的核心是沟通。医务人员之间的沟通是影响医院整体实力的关键因素。

医院门诊部目前开展的医护助一体化服务模式，更需要医务人员之间进行有效的沟通。医护助一体化是指医生、护士及医助构成的门诊诊疗团队，为患者提供诊疗的整体医疗服务。

医生、护士、医助之间相互协作、相互配合、相互支持、相互尊重是提高医院诊疗质量的重要保障。因此，医护助之间的有效沟通与协同工作是门诊优质服务的重要保障。

一、沟通原则

（一）沟通理念

1. 意识到沟通的重要性。

2. 建立良性的沟通机制。

3. 以良好的心态相互沟通。

4. "五心"是沟通的前提：尊重的心、合作的心、服务的心、肯定的心、分享的心。

（二）沟通方法

"SBAR"的四个字母分别代表现状（Situation）、背景（Background）、评估（Assessment）及建议（Recommendation）。作为一个标准化的沟通方式，SBAR能够有效加强医务人员之间的沟通，并精准地传达重要信息。

（三）沟通技巧

1. 注意礼节和人际关系。

2. 注意与同部门、同级人员友好交往，互帮互助。

3. 有争议时，避免争吵，可请上级领导出面协商调整。

4. 建立互助、互信氛围，注重培养团队的协作精神。

5. 更多的关心、理解、帮助总会带来更多的良性回报。

6. 需要避免的是：目光短浅、互不尊重、不知恩报、没有策略、传听不实之言、挑拨是非。

（四）沟通困难的处理

如遇沟通困难，一定要保持冷静，以共同的风险和利益为目标解决问题。

二、医生助理与医生的沟通原则

1. 真诚合作，互相配合：医生和医助在门诊为患者服务时，只有分工不同，没有高低之分。医生的正确诊断与医助的辅助协作相配合是取得优质医疗效果的保证。医生与医助应互相尊重、相互支持、真诚合作。双方应相互理解，减少抱怨和指责，在工作中真诚合作，共同为门诊医疗安全负责。

2. 关心体贴，互相理解：医生与医助双方要充分认识到对方的作用，承认对方的独立性和重要性，支持对方工作。医助要尊重医生，主动协助医生，认真辅助医生完成电子病历的书写及医嘱的提交。医生也应理解医助的辛勤劳动，尊重医助。

3. 主动审核，及时纠正：任何一次医嘱差错都有可能给患者带来痛苦和灾难。因此，医生对医助辅助书写的电子病历及医嘱，应主动审核，以便及时发现和预防错误，避免医疗差错的发生。医助也应主动提请医生审核，及时纠正。

三、医生助理与护士的沟通原则

1. 积极沟通，互相协作：咨询台护士和医助在门诊为患者服务时，服务的阶段不同，应充分理解各自的位置和角色。理想的护士与医助的关系模式应是沟通－协作－互补型。护士与医助的积极沟通对保持优质诊疗环境起着不可或缺的作用。护士与医助双方的关系应是相互尊重、相互支持、互相协作。

2. 相互学习，避免抱怨：护士与医助双方要充分认识到对方的作用。医助应主动学习门诊流程解释、患者诊后指导、病患沟通技巧等，减少或避免无意义的抱怨，与护士一同为患者提供更好的门诊诊疗服务。

3. 主动配合，支持工作：门诊患者情况多样，医助与护士应及时交流，面对护士反馈的情况，医助应详细了解，予以配合、支持、协助，减少或避免患者就诊过程中纠纷的发生，共同维护优质的诊疗环境。

参考资料

[1] 王锦帆，尹梅. 医患沟通 [M]. 2 版. 北京：人民卫生出版社，2018.

第八章 门诊部分科室常用检查，诊前、诊后指导

第一节 心内科常用检查

心内科常用检查一般包括以下几项：

1. 实验室检查：血常规、术前凝血常规、小便常规、肝功能、肾功能、血脂、血糖、电解质、肾病指数、凝血酶原时间（PT）、前性脑钠肽、心肌标志物。

2. 放射科检查：数字化 X 光胸部正侧位摄影、CT 冠状动脉造影、MRI 心脏功能增强扫描。

3. 彩超：常规经食道超声心动图、颈动脉彩超。

4. 其他：动态心电图＋心率变异性分析、动态血压监测、眼底照相检查、经颅多普勒（TCD）超声检查、运动平板试验、经皮冠脉造影检查。

第二节 心内科疾病诊前、诊后指导

一、原发性高血压

（一）诊前接待

1. 患者身份信息核对。

2. 患者病历和相关检查资料的收集和整理：就诊病历，自测血压记录，实验室检查资料，影像学资料，用药处方等。

（二）病史采集

1. 临床主要症状：头昏、头痛，或伴随心慌、心累、下肢水肿、恶心呕吐、视力减退等。

2. 既往健康状况，有无糖尿病和冠心病病史。

3. 有无吸烟、酗酒史。

4. 有无家族史及其他病史。

（三）诊后指导

1. 流程指导：指导患者缴费、检查及取药等事项。

2. 健康教育指导：

（1）劝导患者戒烟、忌酒、进行低盐低脂饮食，养成良好的生活习惯。

（2）引导患者正确认识高血压。该病属于慢性病，嘱咐患者应长期按时服药，每日固定时间自行测量血压并记录。

（四）门诊随访指导

1. 自行监测血压，遵医嘱定期复查，门诊随访。

2. 如血压波动明显，或伴有严重不适（如头晕、头痛、恶心、呕吐等），及时就诊。

二、冠状动脉粥样硬化性心脏病

（一）诊前接待

1. 患者身份信息核对。

2. 患者病历和相关检查资料的收集和整理：就诊病历，实验室检查资料，影像学资料，用药处方等。

（二）病史采集

1. 临床主要症状：起病急，胸闷、胸痛等。

2. 既往健康情况，有无高血压、糖尿病及高脂血症病史。

3. 有无吸烟、酗酒史。

4. 有无家族史及其他病史。

（三）诊后指导

1. 流程指导：

（1）指导患者缴费、检查及取药等事项。

（2）如患者需住院治疗，指导患者入院登记。

2. 健康教育指导：

（1）劝导患者戒烟、忌酒、进行低盐低脂饮食。

（2）避免重体力劳动，保持规律的生活习惯，不宜过度紧张和情绪激动。

（四）门诊随访指导

1. 遵医嘱定期复查，门诊随访。

2. 如病情变化或症状加重，立即就诊。

三、扩张性心肌病

（一）诊前接待

1. 患者身份信息核对。

2. 患者病历和相关检查资料的收集和整理：就诊病历，实验室检查资料，影像学资料，用药处方等。

（二）病史采集

1. 临床主要症状：心累、气促、呼吸困难、胸闷等，或伴随下肢水肿、夜间睡眠不能平卧等。

2. 既往健康情况，有无高血压和糖尿病病史。

3. 有无吸烟、酗酒史。

4. 父母、兄弟、姐妹及子女的健康情况，有无与患者疾病有关的遗传病史。

（三）诊后指导

1. 流程指导：

（1）指导患者缴费、检查及取药等事项。

（2）如患者需住院治疗，指导患者入院登记。

2. 健康教育指导：

（1）劝导患者进行低盐饮食，限水。

（2）避免劳累，避免前往高海拔地区。

（3）增强免疫力，预防感冒。

（4）即使患者自觉症状已经完全消除，仍不能自行停药。

（四）门诊随访指导

1. 遵医嘱定期复查常规超声心动图，门诊随访。

2. 如病情变化或出现水肿加重、夜间不能平卧等，及时就诊。

四、心房颤动

（一）诊前接待

1. 患者身份信息核对。

2. 患者病历和相关检查资料的收集和整理：就诊病历，患者记录房颤发作情况，实验室检查资料，影像学资料，用药处方等。

（二）病史采集

1. 临床主要症状：活动时可出现心慌、心悸、胸闷、气短，甚至出现黑矇、晕厥等症状。

2. 既往健康状况，有无风湿性心脏病、心脏瓣膜病、先天性心脏病、甲亢等病史。有无射频消融手术史。

3. 有无吸烟、酗酒史。

（三）诊后指导

1. 流程指导：指导患者缴费、检查及取药等事项。

2. 健康教育指导：

（1）劝导患者进行低盐饮食，避免劳累和激动，保持良好的生活习惯。

（2）增强免疫力，预防感冒。

（四）门诊随访指导

1. 遵医嘱定期复查十二导同步心电图、常规超声心动图，门诊随访。

2. 如患者突发肢体瘫痪、意识障碍等，立即就诊。

五、预激综合征

（一）诊前接待

1. 患者身份信息核对。

2. 患者病历和相关检查资料的收集和整理：就诊病历，实验室检查资料，影像学资料，用药处方等。

（二）病史采集

1. 临床主要症状：患者一般无症状，但当出现心动过速后，可出现阵发性心悸、胸闷、晕厥等症状。

2. 既往健康状况，有无器质性心脏病等病史。

3. 有无吸烟、酗酒史。

（三）诊后指导

1. 流程指导：指导患者缴费、检查及取药等事项。

2. 健康教育指导：

（1）如有心慌、心悸发作时，及时就诊，行十二导同步心电图检查。发作时，可做刺激迷走神经的动作，如 Valsalva 动作（深吸气后屏住呼吸，再用力呼气）或咽部刺激诱导恶心（用棉签或压舌板刺激咽部，诱发恶心）。

（2）对发作频繁或有心脏器质性改变的患者，可考虑做射频消融术。

（四）门诊随访指导

1. 如患者出现心慌、心跳突然加快、胸闷等，及时就诊。

2. 如患者出现严重心慌、头晕、血压明显降低甚至意识丧失时，及时就诊。

六、阵发性室上性心动过速

（一）诊前接待

1. 患者身份信息核对。

2. 患者病历和相关检查资料的收集和整理：就诊病历，实验室检查资料，影像学资料，用药处方等。

（二）病史采集

1. 临床主要症状：心悸、胸闷、胸痛、头晕、乏力、晕厥等。

2. 既往健康状况，有无器质性心脏病等病史。

3. 有无吸烟、酗酒史。

（三）诊后指导

1. 流程指导：

（1）指导患者缴费、检查及取药等事项。

（2）若患者需住院治疗，指导患者入院登记。

2. 健康教育指导：

（1）如有心慌、心悸发作时，及时就诊，行十二导同步心电图检查。发作时，可做刺激迷走神经的动作，如 Valsalva 动作（深吸气后屏住呼吸，再用力呼气）或咽部刺激诱导恶心（用棉签或压舌板刺激咽部，诱发恶心）。

（2）对发作频繁或有心脏器质性改变的患者，可考虑做射频消融术。

（四）门诊随访指导

如患者出现心慌、心跳突然加快、胸闷等，及时就诊。

七、房室传导阻滞

（一）诊前接待

1. 患者身份信息核对。

2. 患者病历和相关检查资料的收集和整理：就诊病历，实验室检查资料，影像学资料，用药处方等。

（二）病史采集

1. 临床主要症状：轻症者通常无症状，重者可出现头晕、乏力、晕厥，甚至意识丧失、抽搐。

2. 既往健康状况，有无心脏病病史，有无确诊的阻塞性睡眠呼吸暂停低通气综合征（OSAHS）。

3. 有无吸烟、酗酒史。

4. 父母、兄弟、姐妹及子女的健康情况，有无与患者疾病有关的遗传病史。

（三）诊后指导

1. 流程指导：指导患者缴费、检查及取药等事项。

2. 健康教育指导：

（1）避免驾驶，避免从事高空及危险作业，避免独处，避免到悬崖边或河边活动。

（2）劝导患者低盐、低脂饮食，食用清淡易消化的食物，适当运动，避免劳累和激动，保持良好的生活习惯。

（四）门诊随访指导

1. 遵医嘱定期复查，门诊随访。

2. 如出现黑矇、意识障碍等症状，立即就诊。

八、病窦综合征

（一）诊前接待

1. 患者身份信息核对。

2. 患者病历和相关检查资料的收集和整理：就诊病历，实验室检查资料，影像学资料，用药处方等。

（二）病史采集

1. 临床主要症状：乏力、头晕、眼花、晕厥等。

2. 既往健康状况，有无器质性心脏病等病史。

3. 有无吸烟、酗酒史。

（三）诊后指导

1. 流程指导：指导患者缴费、检查及取药等事项。

2. 健康教育指导：

（1）避免驾驶，避免从事高空及危险作业，避免独处，避免到悬崖边或河边活动。

（2）劝导患者进行低盐饮食，食用清淡易消化食物，适当运动，避免劳累和激动，保持良好的生活习惯。

（3）必要时可考虑安置心脏起搏器。

（四）门诊随访指导

1. 遵医嘱定期复查，门诊随访。

2. 如出现晕倒、意识丧失，立即就诊。

第三节　呼吸科常用检查

呼吸科常用检查一般包括以下几项：

1. 实验室检查：血常规、肝功能、肾功能、血脂、血糖、电解质、术前凝血常规、C 反应蛋白（CRP）、血沉（ESR）、结核分枝杆菌 DNA（TB-DNA）、神经原特异性烯醇化酶（NSE）、细胞角蛋白 19 片段（CYFRA21-1）、血气分析、降钙素原、癌胚抗原（CEA）、β-D 葡聚糖试验（G 试验）、半乳甘露聚糖抗原试验（GM 试验）、结核感染 T 细胞 γ 干扰素释放试验（TB-IGRA）、结核菌素试验（PPD 试验）、免疫全套（免疫球蛋白 IgG、A、M、E，补体 C3、C4，类风湿因子，循环免疫复合物，抗核抗体，抗 DsD-NA 抗体，ENA 抗体谱，T 细胞亚群）、抗中性粒细胞胞浆抗体（ANCA）、痰培养＋细菌学。

2. 放射科检查：CT 胸部平扫、CT 胸部平扫＋薄层高分辨（胸部平扫 HRCT）、CT 胸部增强扫描、CT 胸部增强扫描＋薄层高分辨（胸部增强 HRCT）扫描、PET/CT 心胸部显像、PET/CT 肿瘤全身断层显像、CT 肺动脉血管三维重建增强扫描、CT 胸部三维重建增强扫描、数字化 X 光胸部正侧位摄影。

3. 彩超：胸腔彩超。

4. 其他：全套肺功能检查、支气管激发试验、全套肺功能检查＋支气管激发试验、通气功能检查、呼出气一氧化氮（FeNO）测定、纤维支气管镜检查、无痛纤维支气管镜检查、超声支气管镜检查（EBUS）、经皮肺穿刺活检。

第四节　呼吸科疾病诊前、诊后指导

一、上呼吸道感染

（一）诊前接待

1. 患者身份信息核对。

2. 患者病历和相关检查资料的收集和整理：就诊病历，实验室检查资料，影像学资料，用药处方等。

（二）病史采集

1. 临床主要症状：喷嚏、鼻塞、流清水样鼻涕、咳嗽、咽干、咽痒或灼热感，或伴随发热、畏寒、头痛等。

2. 既往健康状况。

3. 有无吸烟、酗酒史。

（三）诊后指导

1. 流程指导：指导患者缴费、检查及取药等事项。

2. 健康教育指导：

（1）多饮水，多休息，保暖、防止受凉；保持居室内清洁，适当通风，维持适宜的温度；佩戴口罩；避免去人群密集的地方。

（2）清淡饮食，避免进食辛辣、油腻食物，选择易消化的流质饮食（如菜汤、稀粥、蛋汤），多食含维生素 C、维生素 E 及红色的食物，如西红柿、苹果、葡萄、枣、草莓、甜菜、橘子、西瓜、牛奶、鸡蛋等。病情好转后可适当增加营养摄入，加强锻炼。

（3）劝导患者戒烟、遵医嘱按时用药，注意呼吸道症状变化、监测体温。

（4）增强免疫力，预防感冒。

（四）门诊随访指导

如病情变化，及时就诊。

二、细菌性肺炎

（一）诊前接待

1. 患者身份信息核对。

2. 患者病历和相关检查资料的收集和整理：就诊病历，实验室检查资料，影像学资料，用药处方等。

（二）病史采集

1. 临床主要症状：发热、咳嗽、咳痰，或原有呼吸道症状加重，出现脓性痰或血痰，伴或不伴胸痛。常有受寒、劳累等诱因或伴慢性阻塞性肺疾病、心力衰竭等基础疾病，或伴头痛、肌肉酸痛、乏力、恶心、呕吐、腹胀、腹泻等。

2. 既往健康状况。

3. 有无吸烟、酗酒史。

（三）诊后指导

1. 流程指导：

（1）指导患者缴费、检查及取药等事项。

（2）如患者需住院治疗，指导入院登记流程。

2. 健康教育指导：

（1）多饮水，多休息，保暖、防止受凉；保持居室内清洁，适当通风，维持适宜的温度；可佩戴口罩；避免去人群密集的地方。

（2）食用易消化、富含蛋白质和维生素的食物。

（3）增强体质，预防并积极治疗上呼吸道感染。避免过度劳累、淋雨、受凉等。

（4）劝导患者戒烟、遵医嘱按时用药，注意呼吸道症状变化，监测体温。

（5）增强免疫力，预防感冒。

（四）门诊随访指导

1. 用药 2~3 天如症状无明显改善或加重，及时就诊。

2. 症状稳定，抗生素治疗 5~7 天后复查血常规，一月后复查胸部 CT。

3. 如病情变化，及时就诊。

三、气胸

（一）诊前接待

1. 患者身份信息核对。

2. 患者病历和相关检查资料的收集和整理：就诊病历，实验室检查资料，影像学资料，用药处方等。

（二）病史采集

1. 临床主要症状：一侧胸痛，或伴随咳嗽、咳痰、胸闷等。

2. 既往健康状况。

3. 有无吸烟、酗酒史。

（三）诊后指导

1. 流程指导：

（1）指导患者缴费、检查及取药等事项。

（2）如患者需住院治疗，指导患者入院登记。

2. 健康教育指导：

（1）患者绝对卧床休息，吸氧，尽量减少说话，以利于气体吸收和肺复张。

（2）宜摄入高蛋白、高维生素食物，多吃新鲜水果和蔬菜。

（3）劝导患者戒烟。

（四）门诊随访指导

如突发胸痛或呼吸困难，立即就诊。

四、特发性肺间质纤维化

（一）诊前接待

1. 患者身份信息核对。

2. 患者病历和相关检查资料的收集和整理：就诊病历，实验室检查资料，影像学资料，用药处方等。

（二）病史采集

1. 临床主要症状：进行性加重的呼吸困难、刺激性干咳等，或伴随消瘦、乏力、体重减轻等。

2. 既往治疗史，是否服用过 N-乙酰半胱氨酸、吡非尼酮、尼达尼布、糖皮质激素、免疫抑制剂等，以及给药途径、剂量、效果。

3. 既往健康状况。

4. 有无吸烟、酗酒史。

5. 有无职业暴露及特殊物质接触史等。

（三）诊后指导

1. 流程指导：

（1）指导患者缴费、检查及取药等事项。

（2）如患者需住院治疗，指导患者入院登记。

2. 健康教育指导：

（1）劝导患者戒烟，如有可疑职业史，建议脱离暴露环境。

（2）对使用激素或免疫抑制剂的患者，进行健康指导。

（3）增强免疫力，预防感冒。

（四）门诊随访指导

1. 遵医嘱定期复查肺功能及胸部 HRCT，门诊随访。

2. 如病情加重，及时就诊。

五、哮喘

（一）诊前接待

1. 患者身份信息核对。

2. 患者病历和相关检查资料的收集和整理：就诊病历，肺功能检查资料，影像学资料，用药处方等。

（二）病史采集

1. 临床主要症状：发作性喘息、咳嗽、气急、胸闷等，或伴随发热、咳痰、呼吸困难、胸痛等。初诊患者注意起病有无诱因、有无呼吸道感染病史等。复诊患者初次发病的年龄，现处于急性发作期还是稳定期。

2. 既往健康状况。

3. 有无吸烟、酗酒史。

4. 有无家族史或其他病史。

（三）诊后指导

1. 流程指导：

（1）指导患者缴费、检查及取药等事项。

（2）如患者需住院治疗，指导患者入院登记。

2. 健康教育指导：

（1）避免接触可能的诱发因素。劝导患者戒烟，远离二手烟。

（2）增强免疫力，预防感冒。

（四）门诊随访指导

如病情加重或突发呼吸困难等，立即就诊。

六、肺结核

（一）诊前接待

1. 患者身份信息核对。

2. 患者病历和相关检查资料的收集和整理：就诊病历，实验室检查资料，影像学资料，用药处方等。

（二）病史采集

1. 临床主要症状：低热、盗汗、咳嗽、咳痰、咯血、乏力、消瘦、胸痛、不同程度胸闷或呼吸困难等，或伴随头晕、头痛、视物模糊、腹痛、腹泻或便秘、小便异常、月经不调等。

2. 既往治疗史，是否曾接受过抗结核治疗（三联或四联），以及用药名称、剂量及效果。

3. 既往健康状况。

4. 有无吸烟、酗酒史。

（三）诊后指导

1. 流程指导：

（1）指导患者缴费、检查及取药等事项。

（2）如患者需住院治疗，指导入院登记流程。

2. 健康教育指导：

（1）家庭护理：居家治疗的肺结核患者，应尽量与他人分室居住，保持居室通风，佩戴口罩，避免家人被感染。

（2）日常生活管理：注意咳嗽礼仪，不随地吐痰，尽量不去人群密集的公共场所，必要时佩戴口罩。

（3）清淡饮食，避免进食刺激性食物，戒烟酒，避免劳累。

（四）门诊随访指导

1. 定期复查胸部 CT 及肝肾功能，门诊随访。

2. 如病情加重，及时就诊。

七、慢性阻塞性肺疾病 (COPD)

（一）诊前接待

1. 患者身份信息核对。

2. 患者病历和相关检查资料的收集和整理：就诊病历，实验室检查资料，肺功能，影像学资料，用药处方等。

（二）病史采集

1. 临床主要症状：慢性咳嗽、咳痰、进行性加重的气短或呼吸困难，或伴随发热、胸痛、胸闷、痰量明显增多等。

2. 既往健康状况。

3. 有无吸烟、酗酒史。

（三）诊后指导

1. 流程指导：

（1）指导患者缴费、检查及取药等事项。

（2）如患者需住院治疗，指导患者入院登记。

2. 健康教育指导：

（1）劝导患者戒烟，避免吸入不良气体；因职业、环境粉尘、刺激性气体所致的 COPD 患者，应脱离暴露环境。

（2）长期家庭氧疗（LTOT）对 COPD 并发慢性呼吸衰竭者可提高生活质量和生存率。一般用鼻导管吸氧，氧流量为 $1\sim2L/min$，吸氧时间 $>15h/d$。

（3）增强免疫力，预防感冒。每年可在当地疾控中心或社区医院接种流感、肺炎疫苗。

（4）饮食宜清淡，少食多餐，多进食新鲜蔬菜及水果。

（四）门诊随访指导

1. 遵医嘱定期复查，门诊随访。

2. 如病情加重或出现呼吸困难等，立即就诊。

八、支气管扩张

（一）诊前接待

1. 患者身份信息核对。

2. 患者病历和相关检查资料的收集和整理：就诊病历，实验室检查资料，影像学资料，用药处方等。

（二）病史采集

1. 临床主要症状：长期慢性咳嗽、咳大量脓痰，伴反复咯血等，或伴随发热、胸痛、胸闷、呼吸困难等。

2. 既往健康状况。

3. 有无吸烟、酗酒史。

4. 有无家族史或其他病史。

（三）诊后指导

1. 流程指导：

（1）指导患者缴费、检查及取药等事项。

（2）如患者需住院治疗，指导患者入院登记。

2. 健康教育指导：

（1）劝导患者戒烟，鼓励患者多进食富含蛋白质、纤维素的食物，避免进食冰冷食物，少食多餐。

（2）支气管扩张是慢性结构性肺疾病，如有慢性咳嗽、咳痰，为正常现象，一般无需特殊治疗，如短期内出现咳嗽频率增加、痰量增多、痰液转为脓性咯血，建议尽快就诊。

（3）清除过多的分泌物，依病变区域不同进行体位引流，并配合雾化吸入。有条件的可通过纤维支气管镜行局部灌洗。

（4）增强免疫力，预防感冒。

（5）注意保暖，预防呼吸道感染；避免刺激性气体吸入；饭前饭后清水漱口，保持口腔清洁；适当锻炼，增强抵抗力。

（四）门诊随访指导

1. 门诊定期复查，门诊随访。

2. 如病情加重或出现大咯血时，立即就诊。

第五节　消化内科常用检查

消化内科常用检查一般包括以下几项：

1. 实验室检查：血常规、肝功能、肾功能、血脂、血糖、电解质、甲胎蛋白（AFP）、癌胚抗原（CEA）、糖类抗原19－9（CA19－9）、糖类抗原72－4（CA72－4）、糖类抗原－125（CA125）、乙肝标志物五项定量、乙肝两对半定量、甲肝标志物、戊肝标志物、自免肝相关抗体、乙肝病毒DNA、高精度HBV病毒、HCC肝病筛查（甲胎蛋白＋异常凝血酶原）、高精度HCA病毒、丙型肝炎抗体、小便常规、大便常规＋大便隐血试验、大便菌群比、大便苏丹Ⅲ染色。

2. 放射科检查：X线食道钡餐造影，胃、十二指肠钡餐造影，小肠钡餐造影，结肠钡餐造影，数字化X光胸部正侧位摄影，CT上腹部平扫、增强扫描，CT下腹部平扫、增强扫描，CT全腹部平扫、增强扫描，CT盆腔平扫、增强扫描，CT 胸部平扫、增强扫描，MRI 胸部平扫、增强扫描，MRI 腹部平扫、腹部增强扫描，MRI 盆腔平扫、增强扫描，CT 肠道薄层三维重建增强扫描。

3. 彩超：腹部、妇科彩超，肝硬化/纤维化彩超，经静脉肝内门－体静脉支架分流术（TIPS）专科彩超，布加综合征彩超，颈部淋巴结彩超。

4. 其他：电子食道、胃、十二指肠镜检查，电子结肠、直肠镜检查，超声内镜（上消化道、下消化道），C13/C14－尿素呼气试验，食管胆汁反流检测，24h 食管 pH 测定。

第六节　消化内科疾病诊前、诊后指导

一、反流性食管炎

（一）诊前接待

1. 患者身份信息核对。

2. 患者病历和相关检查资料的收集和整理：就诊病历，实验室检查资料，影像学资料，用药处方等。

（二）病史采集

1. 临床主要症状：反酸、烧心、胸痛、咽部不适等。

2. 既往健康状况。

3. 有无吸烟、酗酒史。

（三）诊后指导

1. 流程指导：指导患者缴费、检查及取药等事项。

2. 健康教育指导：

（1）避免不良饮食习惯，如喜食过烫、辛辣的食物。避免食用糯性食品、甜食、浓咖啡等。

（2）高龄、肥胖、长期吸烟、大量饮酒、长期单一饮食及精神压力大是反流性食管炎的高危因素。

（3）肥胖患者建议减轻体重，避免持重、弯腰、饭后立即平卧，避免衣裤过紧。睡眠时抬高床头 15cm，睡前 6h 避免进食。戒酒、戒烟、保持良好的情绪。

（四）门诊随访指导

遵医嘱规律服药，定期复查胃镜，门诊随访。

二、幽门螺杆菌感染

(一) 诊前接待

1. 患者身份信息核对。

2. 患者病历和相关检查资料的收集和整理：就诊病历，实验室检查资料，用药处方等。

(二) 病史采集

1. 临床主要症状：餐后上腹部饱胀不适或疼痛，其他消化不良症状有嗳气、腹胀、反酸和食欲减退等。

2. 既往健康状况。

3. 有无吸烟、酗酒史。

4. 有无家族史及其他病史。

(三) 诊后指导

1. 流程指导：指导患者缴费、检查及取药等事项。

2. 健康教育指导：幽门螺杆菌寄生在胃黏膜组织中，可存在于唾液、粪便、呕吐物中，主要经口传播。

(四) 门诊随访指导

遵医嘱复查 C13 呼气试验或 C14 呼气试验，门诊随访，遵医嘱用药。

三、慢性萎缩性胃炎

(一) 诊前接待

1. 患者身份信息核对。

2. 患者病历和相关检查资料的收集和整理：就诊病历，实验室检查资料，影像学资料，用药处方等。

(二) 病史采集

1. 临床主要症状：胃部持续性腹胀、嗳气频繁，可呈胀痛、隐痛、钝痛、放射痛，或伴随烧心、反酸、消化不良、食欲减退、便秘。

2. 既往健康状况。

3. 有无吸烟、酗酒史。

(三) 诊后指导

1. 流程指导：指导患者缴费、检查及取药等事项。

2. 健康教育指导：避免大量饮酒、长期抽烟、暴饮暴食；三餐规律；正确认识疾病，培养兴趣爱好，避免心理压力过大。

（四）门诊随访指导

1. 定期复查胃镜，门诊随访，遵医嘱治疗，必要时内镜下或外科手术治疗。

2. 如不适症状反复，持续出现黑便、呕血等症状，立即就诊。

四、消化道息肉

（一）诊前接待

1. 患者身份信息核对。

2. 患者病历和相关检查资料的收集和整理：就诊病历，实验室检查资料，影像学资料，用药处方等。

（二）病史采集

1. 临床主要症状：大多数消化道息肉无明显症状，但少部分患者可出现腹痛、腹胀等不适症状。

2. 既往健康状况。

3. 有无吸烟、酗酒史。

（三）诊后指导

1. 流程指导：

（1）指导患者缴费、检查及取药等事项。

（2）如患者需住院治疗，指导入院登记流程。

2. 健康教育指导：引导患者正确认识消化道息肉，消除心理恐惧，养成良好的饮食及作息习惯。

（四）门诊期随访指导

1. 结直肠息肉：建议将除微小（≤5 mm）的直肠息肉或直肠乙状结肠高度怀疑增生性息肉以外的所有息肉予以内镜下切除。

2. 胃息肉：根据息肉大小和病理性质，决定行内镜下切除还是随访观察。

3. 根据息肉数量、大小及病理性质，遵医嘱定期行内镜复查。

4. 多数情况下，息肉不会造成不适，若自感胃肠道明显不适、出现大便性状改变及持续性体重下降等，应及时就诊。

五、便秘

（一）诊前接待

1. 患者身份信息核对。

2. 患者病历和相关检查资料的收集和整理：就诊病历，实验室检查资料，用药处方等。

（二）病史采集

1. 临床主要症状：排便困难，排便次数减少，粪便干结、量少，大便形状改变等。

2. 既往健康状况。

3. 有无吸烟、酗酒史。

（三）诊后指导

1. 流程指导：指导患者缴费、检查及取药等事项。

2. 健康教育指导：多饮水，多进食富含膳食纤维的食物，多运动，养成定时排便的习惯，避免滥用泻药。

（四）门诊随访指导

如有不适或病情加重，及时就诊。

第七节　肾内科常用检查

肾内科常用检查一般包括以下几项：

1. 实验室检查：血常规、肝功能、肾功能、血脂、血糖、电解质、小便常规、尿蛋白肌酐比、尿蛋白定量、肾病指数、尿红细胞形态、尿细菌培养、人组织相容性抗原（HLA）－B27/B7、他克莫司、环孢霉素（谷浓度）、HLA－5801、血轻链定量、血清蛋白电泳、免疫固定电泳、甲状旁腺激素（PTH）、凝血功能、输血前全套、乙肝两对半、免疫全套（免疫球蛋白 IgG、A、M、E，补体 C3、C4，类风湿因子，循环免疫复合物，抗核抗体，抗 Ds-DNA 抗体，ENA 抗体谱，T 细胞亚群）。

2. 放射科检查：腹部 CT。

3. 彩超：女性泌尿系彩超、男性泌尿系彩超、腹部彩超、双肾动脉彩超、双肾静脉彩超。

4. 其他：肾图、单光子发射计算机断层成像术（SPECT）肾显像、十二导同步心电图。

第八节 肾内科疾病诊前、诊后指导

一、肾病综合征

（一）诊前接待

1. 患者身份信息核对。

2. 患者病历和相关检查资料的收集和整理：就诊病历，实验室检查资料，影像学资料，用药处方等。

（二）病史采集

1. 临床主要症状：水肿、少尿，或伴随头晕、头痛、乏力、恶心、呕吐、发热、咳嗽、关节痛、皮疹等。

2. 既往健康状况。有无高血压和糖尿病病史。

3. 有无吸烟、酗酒史。

（三）诊后指导

1. 流程指导：

（1）指导患者缴费、检查及取药等事项。

（2）如患者需住院治疗，指导入院登记流程。

2. 健康教育指导：

（1）引导患者正确认识该疾病。

（2）低盐、低钾、低磷、低蛋白、低脂饮食。

（3）注意休息，避免劳累，发病初期建议床旁活动，病情好转后适当运动。

（四）门诊随访指导

1. 定期复查血常规、小便常规、肝肾功能、尿蛋白定量、尿蛋白肌酐比，门诊随访。

2. 如病情加重，及时就诊。

二、急性肾盂肾炎

（一）诊前接待

1. 患者身份信息核对。

2. 患者病历和相关检查资料的收集和整理：就诊病历，实验室检查资料，影像学资料，用药处方等。

（二）病史采集

1. 临床主要症状：尿频、尿急、尿痛、发热、腰痛，或伴随尿色改变、排尿困难、寒战、盗汗等。

2. 既往健康状况。

3. 有无吸烟、酗酒史。

（三）诊后指导

1. 流程指导：指导患者缴费、检查及取药等事项。

2. 健康教育指导：

（1）劝导患者多饮水、勤排尿。

（2）养成良好的生活习惯，饮食宜清淡，多食水果蔬菜，忌食辛辣刺激的食物，减少尿路刺激。

（3）加强体育锻炼、增强体质可预防泌尿系统感染，恢复期应适当参加体力活动，不宜过度劳累。

（四）门诊随访指导

如病情变化，及时就诊。

三、慢性肾小球肾炎

（一）诊前接待

1. 患者身份信息核对。

2. 患者病历和相关检查资料的收集和整理：就诊病历，实验室检查资料，用药处方等。

（二）病史采集

1. 临床主要症状：头晕、头痛、水肿、腰痛、泡沫尿等，或伴随乏力、疲倦、纳差、恶心、呕吐等。

2. 既往健康状况，有无高血压和糖尿病病史。

3. 有无吸烟、酗酒史。

（三）诊后指导

1. 流程指导：

（1）指导患者缴费、检查及取药等事项。

（2）如患者需住院治疗，指导入院登记流程。

2. 健康教育指导：

（1）避免使用加重肾脏损害的药物。

（2）低盐、低钾、低磷、低蛋白、低脂饮食。

（3）如需备孕，请咨询医生。

（4）多休息、适当运动、避免劳累。

（四）门诊随访指导

1. 每日自行监测血压并记录。

2. 根据病情定期复查血常规、小便常规、尿蛋白定量、肝肾功能，门诊随访。

3. 进食少、乏力、尿量少者，及时检测电解质。

4. 如病情加重，及时就诊。

四、慢性肾功能衰竭

（一）诊前接待

1. 患者身份信息核对。

2. 患者病历和相关检查资料的收集和整理：就诊病历，实验室检查资料，影像学资料，用药处方等。

（二）病史采集

1. 临床主要症状：乏力、腰酸、夜尿增多等，或伴随头昏、头痛、恶心呕吐、呼吸困难、皮肤淤点、精神异常等。

2. 既往健康状况，有无高血压和糖尿病病史。

3. 有无吸烟、酗酒史。

（三）诊后指导

1. 流程指导：

（1）指导患者缴费、检查及取药等事项。

（2）如患者需住院治疗，指导入院登记流程。

2. 健康教育指导：

（1）戒烟，避免受凉、劳累，养成良好的生活习惯。

（2）低蛋白、低磷饮食。磷摄入量一般应 $<600\sim800$ mg/d；对严重高磷血症患者，应同时给予磷结合剂。患者饮食中的动物蛋白与植物蛋白应保持合理比例，一般两者各占一半。对蛋白摄入量限制较严格的患者，动物蛋白可占 $50\%\sim60\%$，以增加必需氨基酸的摄入比例。

（3）监测血压及尿量。

（四）门诊随访指导

定期复查小便常规、尿蛋白定量、肾功能、血常规。部分患者需要查PTH、铁代谢指标，门诊随访。

五、常染色体显性多囊肾病

（一）诊前接待

1. 患者身份信息核对。

2. 患者病历和相关检查资料的收集和整理：就诊病历，实验室检查资料，用药处方等。

（二）病史采集

1. 临床主要症状：腰背部、腹部胀痛，或伴随发热、头晕、头痛、血尿、尿频、尿急、尿痛等。

2. 既往健康状况。有无吸烟、酗酒史。

3. 有无家族史及其他病史。

（三）诊后指导

1. 流程指导：指导患者缴费、检查及取药等事项。

2. 健康教育指导：

（1）低盐饮食，病程晚期推荐低蛋白饮食。

（2）监测血压。

（3）囊肿较大时，避免剧烈的体力活动及外力撞击。

（四）门诊随访指导

1. 定期复查小便常规、肾功能，门诊随访。

2. 如有不适，及时就诊。

六、IgA 肾病

（一）诊前接待

1. 患者身份信息核对。

2. 患者病历和相关检查资料的收集和整理：就诊病历，实验室检查资料，用药处方等。

（二）病史采集

1. 临床主要症状：肉眼可见血尿或蛋白尿，或伴随腰痛、水肿、尿量减少等。

2. 既往健康状况，有无高血压病史。

3. 有无吸烟、酗酒史。

（三）诊后指导

1. 流程指导：

（1）指导患者缴费、检查及取药等事项。

（2）如患者需住院治疗，指导入院登记流程。

2. 健康教育指导：

（1）低盐、低脂、低蛋白饮食。

（2）多喝水、多休息、适当运动、避免劳累、预防感冒。

（3）监测血压。

（四）门诊随访指导

定期复查小便常规、尿蛋白定量，门诊随访。

第九节　神经内科常用检查

神经内科常用检查一般包括以下几项：

1. 实验室检查：血常规、肝功能、肾功能、血脂、血糖、电解质、他克莫司、环孢霉素（谷浓度）、铜蓝蛋白（CER）、硫唑嘌呤基因、恶性贫血相关因子、$HLA-B*1502$ 等位基因、丙戊酸、卡马西平、国际化标准值（INR）、载脂蛋白 E 基因分型、抗中性粒细胞胞浆抗体（ANCA）。

2. 放射科检查：MRI 头部轴位冠矢状平扫、增强扫描，MRI 头部轴位平扫、增强扫描，MRI 头部血管平扫、增强扫描，MRI 头部弥散平扫、增强扫描，MRI 头部磁敏感平扫、增强扫描，MRI 头部波谱成像平扫、MRI 头部静脉血管增强扫描、MRI 脑肿瘤多模态增强扫描、MRI 颅内小血管增强扫描，MRI 颅神经水成像平扫、增强扫描，CT 头部平扫、增强扫描，CT 头部血管三维重建增强扫描、CT 头部灌注增强扫描、CT 颈部血管三维重建增强扫描 。

3. 彩超：颈动脉彩超，经食道超声心动图，膀胱残余尿彩超，常规超声心动图。

4. 其他：肌无力电生理检测综合评估、MND 相关神经电生理综合评估、简明心理状况测验、蒙特利尔认知评估、汉密尔顿抑郁量表评估、汉密尔顿焦虑量表评估、宗氏焦虑自评量表评估、宗氏抑郁自评量表评估、普通视力检查、视觉诱发电位检查、光学相干断层成像检查、电脑视野检查、眼底照相检查、黑氏屏检查、肌电图检查、脑电图检查、神经心理测定、视屏脑电图检查、脑血管造影检查（需入院检查）、腰穿（需入院检查）。

第十节　神经内科疾病诊前、诊后指导

一、癫痫

（一）诊前接待

1. 患者身份信息核对。

2. 患者病历和相关检查资料的收集和整理：就诊病历，实验室检查资料，影像学资料资料，用药处方等。

（二）病史采集

1. 临床主要症状：发作性、短暂性、重复性、刻板性倒地四肢抽搐，肢体感觉异常，失神，记忆障碍，情感障碍，行为异常等。或伴随意识丧失、口吐白沫、唇舌咬伤、牙关紧闭、双眼凝视、大小便失禁等。

2. 既往健康状况，有无外伤史。

3. 有无吸烟、酗酒史。

4. 有无家族史及其他病史。

（三）诊后指导

1. 流程指导：指导患者缴费、检查及取药等事项。

2. 健康教育指导：

（1）生活作息规律，禁酒，避免劳累和熬夜，保持充足睡眠。不宜在高空、水上等危险地方活动，避免驾驶、攀高活动。

（2）不宜情绪波动过大和精神紧张，保持稳定良好的心情。

（四）门诊随访指导

1. 病情稳定者，定期复查血常规、肝肾功能、脑电图，遵医嘱，必要时复查头部 MRI/CT，门诊随访。

2. 如近期发作频繁或病情加重，及时就诊。

二、脑梗死

（一）诊前接待

1. 患者身份信息核对。

2. 患者病历和相关检查资料的收集和整理：就诊病历，实验室检查资料，影像学资料，用药处方等。

（二）病史采集

1. 临床主要症状：突发偏瘫、感觉障碍，偏盲，失语，眩晕，共济失调。或伴随意识障碍，大小便失禁，呕吐，高热等。

2. 既往健康状况，有无高血压、高脂血症、冠心病及糖尿病病史。

3. 有无吸烟、酗酒史。

4. 有无家族史及其他病史。

（三）诊后指导

1. 流程指导：

（1）指导患者缴费、检查及取药等事项。

（2）如患者需住院治疗，指导入院登记流程。

2. 健康教育指导：

（1）脑梗死后如有中风、偏瘫等，半年内需坚持康复锻炼，其中前三个月为康复的黄金时段。建议康复科就诊。

（2）低盐低脂饮食，戒烟戒酒，保持良好的生活作息。

（3）自行监测血压、血糖并记录。

（四）门诊随访指导

遵医嘱定期复查血常规、肝肾功能、血脂、血糖、血压及国际化标准值（INR），必要时复查头部 MRI/CT、CT 头颈血管造影（CTA）及数字减影血管造影（DSA），门诊随访。

三、帕金森病

（一）诊前接待

1. 患者身份信息核对。

2. 患者病历和相关检查资料的收集和整理：就诊病历，实验室检查资料，影像学资料，用药处方等。

（二）病史采集

1. 临床主要症状：多始于一侧上肢远端，逐渐波及同侧下肢，再波及对侧上肢和下肢。表现为：静止性震颤，肌强直，运动迟缓，姿势步态障碍等。早期或伴随嗅觉减退，便秘，出汗异常，味觉异常，流涎，头晕，记忆力下降等。

2. 既往健康状况，有无高血压、糖尿病、脑血管意外等病史。

3. 有无吸烟、酗酒史。

4. 有无家族史及其他病史。

（三）诊后指导

1. 流程指导：

（1）指导患者缴费、检查及取药等事项。

（2）如患者需住院治疗，指导入院登记流程。

2. 健康教育指导：

（1）引导患者正确认识帕金森病。该疾病是一种慢性进展性疾病，需长期治疗。

（2）建议康复科就诊。康复治疗的目的：在药物治疗的基础上，加强自我管理，延缓疾病进展，改善各种功能障碍，提高功能独立性和整体适应性，尽可能减少继发性障碍和各种并发症，改善日常生活活动能力，最终提高生活质量。

（3）生活作息规律，戒烟戒酒，避免劳累和熬夜，保持充足睡眠。

（4）不宜情绪波动过大和精神紧张，保持稳定良好的情绪。如情绪障碍严重，建议心理卫生专科门诊就诊。

（四）门诊随访指导

1. 遵医嘱规律服药，门诊定期随访。

2. 病情加重者，及时就诊。

第十一节　血液科常用检查

血液科常用检查一般包括以下几项：

1. 实验室检查：血常规＋网织红细胞，肝功能，肾功能，血脂，血糖，电解质，术前凝血常规，输血前全套，免疫全套（免疫球蛋白 IgG、A、M、E，补体 C3、C4、类风湿因子、循环免疫复合物、抗核抗体、抗 DsDNA 抗体、ENA 抗体谱、T 细胞亚群），甲状腺功能，环孢霉素（谷浓度、峰浓度），溶血全套，直接抗人球蛋白试验，巨细胞病毒核酸定量，EB 病毒 DNA 实时荧光定性，T 细胞亚群（CD3/CD4/CD8），自然杀伤细胞（NK 细胞），维生素 B12，血清叶酸，免疫固定电泳＋免疫球蛋白轻链定量，铁蛋白，转铁蛋白，血、尿 β-2 微球蛋白，血、尿轻链定量，PT 纠正试验，血红蛋白电泳，融合基因 $BCR-ABLP210$ 荧光定量（外周血或骨髓标本）。

2. 放射科检查：CT 头部普通扫描、CT 头部增强扫描、CT 腹部普通扫描、CT 腹部增强扫描、PET/CT 肿瘤全身断层显像。

3. 彩超：颈部、腋窝、腹股沟淋巴结彩超。

4. 其他：骨髓穿刺术，骨髓活检术，白血病 $JAK2V617F$ 基因突变检测，IGH 基因重排克隆分析-ABI，淋巴、B、T 细胞增殖性疾病免疫分型，急性白血病免疫分型，BCR/ABL 融合基因表达定量检测，MDS 免疫分型，骨髓细胞染色体核型免疫分型，骨髓涂片细胞学检查，C14 呼气试验。

第十二节　血液科疾病诊前、诊后指导

一、慢性粒细胞白血病

（一）诊前接待

1. 患者身份信息核对。

2. 患者病历和相关检查资料的收集和整理：就诊病历，实验室检查资料，用药处方等。

（二）病史采集

1. 临床主要症状：贫血、感染、出血，或伴随发热、消瘦、胸骨压痛、脾大等。

2. 既往健康状况。

3. 有无吸烟、酗酒史。

4. 有无家族史及其他病史。

（三）诊后指导

1. 流程指导：

（1）指导患者缴费、检查及取药等事项。

（2）如患者需住院治疗，指导入院登记流程。

2. 健康教育指导：

（1）注意休息，避免熬夜。

（2）口服酪氨酸激酶抑制剂（TKI）治疗者，应餐中服用，禁食柠檬、西柚、葡萄、酸橙、阳桃等。

（四）门诊随访指导

遵医嘱定期复查血常规、监测外周血 $BCR-ABL$ 融合基因荧光定量水平

（尽量在同一实验室检查），必要时复查骨髓穿刺，门诊随访。

二、原发性血小板减少性紫癜

（一）诊前接待

1. 患者身份信息核对。

2. 患者病历和相关检查资料的收集和整理：就诊病历，实验室检查资料，用药处方等。

（二）病史采集

1. 临床主要症状：皮肤、黏膜出血，全身皮肤淤点、淤斑、紫癜，严重者可有血泡及血肿形成。鼻出血、牙龈出血、口腔黏膜出血常见，损伤及注射部位可渗血不止或形成大小不等的淤斑。呕血、黑便、咯血、尿血、阴道出血等。

2. 既往健康状况。

3. 有无吸烟、酗酒史。

4. 有无家族史及其他病史。

（三）诊后指导

1. 流程指导：

（1）指导患者缴费、检查及取药等事项。

（2）如患者需住院治疗，指导入院登记流程。

2. 健康教育指导：

（1）避免过度用力和情绪激动。

（2）注意安全，防止摔倒引起出血。

（四）门诊随访指导

定期复查血常规，一般情况下，血小板 $30 \times 10^9/L$ 以上可以考虑观察，不用特殊治疗；若血小板低于 $30 \times 10^9/L$，需要治疗；如有危及生命的出血，立即就近急诊就医。

三、自身免疫性溶血性贫血

（一）诊前接待

1. 患者身份信息核对。

2. 患者病历和相关检查资料的收集和整理：就诊病历，实验室检查资料，用药处方等。

（二）病史采集

1. 临床主要症状：头晕、乏力、贫血、脾大、黄疸、小便颜色改变。

2. 既往健康状况。

3. 有无吸烟、酗酒史。

4. 有无家族史及其他病史。

（三）诊后指导

1. 流程指导：

（1）指导患者缴费、检查及取药等事项。

（2）如患者需住院治疗，指导入院登记流程。

2. 健康教育指导：

（1）卧床休息，避免熬夜。

（2）注意安全。

（四）门诊随访指导

定期复查血常规＋网织红细胞、肝肾功能、乳酸脱氢酶等，门诊随访。

第十三节　风湿免疫科常用检查

风湿性疾病常用检查一般包括以下几项：

1. 实验室检查：血常规、肝功能、肾功能、血脂、血糖、电解质、小便常规、尿蛋白定量、血沉（ESR）、C 反应蛋白（CRP）、抗链球菌溶血素 O（抗 O）、HLA－B27、免疫全套（免疫球蛋白 IgG、A、M、E，补体 C3、C4、类风湿因子、循环免疫复合物、抗核抗体、抗 DsDNA 抗体、ENA 抗体谱、T 细胞亚群）。

2. 放射科检查：CT 胸部平扫＋薄层高分辨（胸部平扫 HRCT）、数字化 X 光胸部正侧位摄影、数字化 X 光双手正位摄影、CT 骶髂关节扫描、MRI 骶髂关节扫描。

3. 彩超：血管彩超、手关节彩超、踝关节彩超、心脏彩超。

4. 其他：SPECT 唾液腺显像、骨密度检测（腰部）、骨密度检测（髋部）、肌电图。

第十四节 风湿免疫科诊前、诊后指导

一、系统性红斑狼疮

（一）诊前接待

1. 患者身份信息核对。

2. 患者病历和相关检查资料的收集和整理：就诊病历，实验室检查资料，影像学资料，用药处方等。

（二）病史采集

1. 临床主要症状：活动期大多数有全身症状，表现为发热、疲倦、乏力、体重下降等，皮疹，对称性多关节肿痛等。或伴随血尿、水肿、气促、头痛、腹痛等。

2. 既往健康状况，有无长期强烈阳光暴露史，药物、化学试剂接触史，微生物病原体感染史。

3. 有无吸烟、酗酒史。

4. 有无家族史及其他病史。

（三）诊后指导

1. 流程指导：

（1）指导患者缴费、检查及取药等事项。

（2）如患者需住院治疗，指导入院登记流程。

2. 健康教育指导：

（1）引导患者正确认识该疾病，树立乐观情绪。

（2）急性活动期应卧床休息，病情稳定的慢性患者可适当工作，避免劳累。

（3）注意预防感冒，积极防治各种感染。

（4）避免使用避孕药等诱发狼疮的药物。

（5）避免长期阳光暴晒和紫外线照射。

（6）缓解期可进行防疫注射，但尽可能不用活疫苗。

（四）门诊随访指导

1. 遵医嘱定期复查血常规、小便常规、肝肾功能、尿蛋白定量、补体

C3，C4 等，门诊随访。

2. 如病情加重，及时就诊。

二、类风湿关节炎

（一）诊前接待

1. 患者身份信息核对。

2. 患者病历和相关检查资料的收集和整理：就诊病历，实验室检查资料，影像学资料，用药处方等。

（二）病史采集

1. 临床主要症状：晨僵、关节畸形，或伴随关节肿胀、功能障碍、活动受限、发热、皮下结节、眼痛、畏光、呼吸困难等。

2. 既往健康状况，有无乙肝、结核、消化道疾病。

3. 有无吸烟、酗酒史。

4. 有无家族史及其他病史。

（三）诊后指导

1. 流程指导：指导患者缴费、检查及取药等事项。

2. 健康教育指导：

（1）尽早功能锻炼。

（2）保暖、防潮。

（3）戒烟、戒酒。

（四）门诊随访指导

1. 遵医嘱定期复查血常规、肝肾功能、血沉、C 反应蛋白及类风湿因子等，门诊随访。

2. 如病情加重，及时就诊。

三、痛风

（一）诊前接待

1. 患者身份信息核对。

2. 患者病历和相关检查资料的收集和整理：就诊病历，实验室检查资料，影像学资料，用药处方等。

（二）病史采集

1. 临床主要症状：首发部位（主要为大脚趾、手指关节）关节疼痛、关节水肿、关节畸形等，或伴随发热、恶心、呕吐等。

2. 既往健康状况，有无高血压、糖尿病、肝炎、结核等病史。

3. 有无暴饮暴食，高脂肪、高蛋白饮食，酗酒史。药物（利尿剂、解热镇痛药）使用情况等。

4. 有无吸烟、酗酒史。

5. 有无家族史及其他病史。

（三）诊后指导

1. 流程指导：指导患者缴费、检查及取药等事项。

2. 健康教育指导：

（1）急性期建议卧床休息，恢复期加强功能锻炼。

（2）如服用中成药治疗，应监测肝功能。

（3）多饮水，促进尿酸排泄，每天至少饮用 2000mL。

（4）合理健康饮食，减少高蛋白食物的摄入。肥胖人群控制体重、减小腹围。

（四）门诊随访指导

1. 遵医嘱定期复查血常规、小便常规及肝肾功能，门诊随访。

2. 如病情加重，及时就诊。

四、骨关节炎

（一）诊前接待

1. 患者身份信息核对。

2. 患者病历和相关检查资料的收集和整理：就诊病历，实验室检查资料，影像学资料，用药处方等。

（二）病史采集

1. 临床主要症状：关节疼痛，常发生于晨间，活动后疼痛减轻。活动过多，疼痛又可加重。关节僵硬，常出现在早晨起床时或白天关节长时间保持于一定体位后。病情严重者可有肌肉萎缩及关节畸形等。

2. 既往健康状况，有无炎症性关节疾病、代谢异常痛风、Gaucher病、糖尿病、软骨钙质沉着症、内分泌异常、神经性缺陷周围神经炎、脊髓空洞症、Charcot 关节病。是否剧烈运动、过度使用关节等。

3. 有无吸烟、酗酒史。

（三）诊后指导

1. 流程指导：

（1）指导患者缴费、检查及取药等事项。

（2）如患者需住院治疗，指导入院登记流程。

2. 健康教育指导：

（1）避免过度活动（如上下楼梯、跑步、提重物等），肥胖者应适当减重。

（2）适度理疗、锻炼。

（3）指导患者补充钙剂，适当运动、日晒，避免骨质疏松。

（四）门诊随访指导

1. 遵医嘱定期复查，门诊随访。

2. 如病情加重，及时就诊。

五、强直性脊柱炎

（一）诊前接待

1. 患者身份信息核对。

2. 患者病历和相关检查资料的收集和整理：就诊病历，实验室检查资料，影像学资料，用药处方等。

（二）病史采集

1. 临床主要症状：腰、脊柱、腹股沟、臀部或下肢酸痛不适，或发生不对称性外周关节炎，尤其是下肢关节炎，症状持续≥6周。夜间疼痛或晨僵明显，活动后缓解，或伴随虹膜炎、发热、腹泻等。

2. 既往健康状况。

3. 有无吸烟、酗酒史。

4. 有无强直性脊柱炎家族史，家族驼背史。

（三）诊后指导

1. 流程指导：

（1）指导患者缴费、检查及取药等事项。

（2）如患者需住院治疗，指导入院登记流程。

2. 健康教育指导：

（1）避免重力负荷；避免长时间维持同一姿势；如需久坐，建议定时活动；勿用腰背束缚器。

（2）建议睡硬板床，去枕平卧，保持背部直立。

（3）清晨起床，背脊僵硬时，可进行热水浴改善症状。

（4）戒烟戒酒。

（5）慎防外伤，注意安全。

（6）寒冷、潮湿季节，防范症状复发。

（7）注意饮食卫生，多饮水，多进食新鲜蔬菜水果；避免憋尿及便秘、剧烈运动。

（四）门诊随访指导

1. 遵医嘱定期复查肝肾功能、骶髂关节 CT 等，门诊随访。

2. 如病情加重，及时就诊。

参考资料

[1] 陆再英，钟南山. 内科学［M］. 7 版. 北京：人民卫生出版社，2008.

[2] 贾建平. 神经病学［M］. 6 版. 北京：人民卫生出版社，2008.

[3] 陈文彬，潘祥林. 诊断学［M］. 7 版. 北京：人民卫生出版社，2008.

附录

一、病历书写基本规范（卫医政发〔2010〕11 号）

第一章 基本要求

第一条 病历是指医务人员在医疗活动过程中形成的文字、符号、图表、影像、切片等资料的总和，包括门（急）诊病历和住院病历。

第二条 病历书写是指医务人员通过问诊、查体、辅助检查、诊断、治疗、护理等医疗活动获得有关资料，并进行归纳、分析、整理形成医疗活动记录的行为。

第三条 病历书写应当客观、真实、准确、及时、完整、规范。

第四条 病历书写应当使用蓝黑墨水、碳素墨水，需复写的病历资料可以使用蓝或黑色油水的圆珠笔。计算机打印的病历应当符合病历保存的要求。

第五条 病历书写应当使用中文，通用的外文缩写和无正式中文译名的症状、体征、疾病名称等可以使用外文。

第六条 病历书写应规范使用医学术语，文字工整，字迹清晰，表述准确，语句通顺，标点正确。

第七条 病历书写过程中出现错字时，应当用双线划在错字上，保留原记录清楚、可辨，并注明修改时间，修改人签名。不得采用刮、粘、涂等方法掩盖或去除原来的字迹。

上级医务人员有审查修改下级医务人员书写的病历的责任。

第八条 病历应当按照规定的内容书写，并由相应医务人员签名。

实习医务人员、试用期医务人员书写的病历，应当经过本医疗机构注册的医务人员审阅、修改并签名。

进修医务人员由医疗机构根据其胜任本专业工作实际情况认定后书写病历。

第九条 病历书写一律使用阿拉伯数字书写日期和时间，采用 24 小时制记录。

第十条 对需取得患者书面同意方可进行的医疗活动，应当由患者本人签署知情同意书。患者不具备完全民事行为能力时，应当由其法定代理人签字；患者因病无法签字时，应当由其授权的人员签字；为抢救患者，在法定代理人或被授权人无法及时签字的情况下，可由医疗机构负责人或者授权的负责人签字。

因实施保护性医疗措施不宜向患者说明情况的，应当将有关情况告知患者近亲属，由患者近亲属签署知情同意书，并及时记录。患者无近亲属的或者患者近亲属无法签署同意书的，由患者的法定代理人或者关系人签署同意书。

第二章　门（急）诊病历书写内容及要求

第十一条　门（急）诊病历内容包括门（急）诊病历首页（门（急）诊手册封面）、病历记录、化验单（检验报告）、医学影像检查资料等。

第十二条　门（急）诊病历首页内容应当包括患者姓名、性别、出生年月日、民族、婚姻状况、职业、工作单位、住址、药物过敏史等项目。

门诊手册封面内容应当包括患者姓名、性别、年龄、工作单位或住址、药物过敏史等项目。

第十三条　门（急）诊病历记录分为初诊病历记录和复诊病历记录。

初诊病历记录书写内容应当包括就诊时间、科别、主诉、现病史、既往史，阳性体征、必要的阴性体征和辅助检查结果，诊断及治疗意见和医师签名等。

复诊病历记录书写内容应当包括就诊时间、科别、主诉、病史、必要的体格检查和辅助检查结果、诊断、治疗处理意见和医师签名等。

急诊病历书写就诊时间应当具体到分钟。

第十四条　门（急）诊病历记录应当由接诊医师在患者就诊时及时完成。

第十五条　急诊留观记录是急诊患者因病情需要留院观察期间的记录，重点记录观察期间病情变化和诊疗措施，记录简明扼要，并注明患者去向。抢救危重患者时，应当书写抢救记录。门（急）诊抢救记录书写内容及要求按照住院病历抢救记录书写内容及要求执行。

第三章　住院病历书写内容及要求

第十六条　住院病历内容包括住院病案首页、入院记录、病程记录、手术同意书、麻醉同意书、输血治疗知情同意书、特殊检查（特殊治疗）同意书、病危（重）通知书、医嘱单、辅助检查报告单、体温单、医学影像检查资料、病理资料等。

第十七条　入院记录是指患者入院后，由经治医师通过问诊、查体、辅助检查获得有关资料，并对这些资料归纳分析书写而成的记录。可分为入院记录、再次或多次入院记录、24 小时内入出院记录、24 小时内入院死亡记录。

入院记录、再次或多次入院记录应当于患者入院后 24 小时内完成；24

小时内入出院记录应当于患者出院后 24 小时内完成，24 小时内入院死亡记录应当于患者死亡后 24 小时内完成。

第十八条　入院记录的要求及内容。

（一）患者一般情况包括姓名、性别、年龄、民族、婚姻状况、出生地、职业、入院时间、记录时间、病史陈述者。

（二）主诉是指促使患者就诊的主要症状（或体征）及持续时间。

（三）现病史是指患者本次疾病的发生、演变、诊疗等方面的详细情况，应当按时间顺序书写。内容包括发病情况、主要症状特点及其发展变化情况、伴随症状、发病后诊疗经过及结果、睡眠和饮食等一般情况的变化，以及与鉴别诊断有关的阳性或阴性资料等。

1. 发病情况：记录发病的时间、地点、起病缓急、前驱症状、可能的原因或诱因。

2. 主要症状特点及其发展变化情况：按发生的先后顺序描述主要症状的部位、性质、持续时间、程度、缓解或加剧因素，以及演变发展情况。

3. 伴随症状：记录伴随症状，描述伴随症状与主要症状之间的相互关系。

4. 发病以来诊治经过及结果：记录患者发病后到入院前，在院内、外接受检查与治疗的详细经过及效果。对患者提供的药名、诊断和手术名称需加引号（" "）以示区别。

5. 发病以来一般情况：简要记录患者发病后的精神状态、睡眠、食欲、大小便、体重等情况。

与本次疾病虽无紧密关系、但仍需治疗的其他疾病情况，可在现病史后另起一段予以记录。

（四）既往史是指患者过去的健康和疾病情况。内容包括既往一般健康状况、疾病史、传染病史、预防接种史、手术外伤史、输血史、食物或药物过敏史等。

（五）个人史，婚育史、月经史，家族史。

1. 个人史：记录出生地及长期居留地，生活习惯及有无烟、酒、药物等嗜好，职业与工作条件及有无工业毒物、粉尘、放射性物质接触史，有无冶游史。

2. 婚育史、月经史：婚姻状况、结婚年龄、配偶健康状况、有无子女等。女性患者记录初潮年龄、行经期天数、间隔天数、末次月经时间（或闭经年龄）、月经量、痛经及生育等情况。

3. 家族史：父母、兄弟、姐妹健康状况，有无与患者类似疾病，有无家族遗传倾向的疾病。

（六）体格检查应当按照系统循序进行书写。内容包括体温、脉搏、呼吸、血压，一般情况，皮肤、粘膜，全身浅表淋巴结，头部及其器官，颈部，胸部（胸廓、肺部、心脏、血管），腹部（肝、脾等），直肠肛门，外生殖器，脊柱，四肢，神经系统等。

（七）专科情况应当根据专科需要记录专科特殊情况。

（八）辅助检查指入院前所作的与本次疾病相关的主要检查及其结果。应分类按检查时间顺序记录检查结果，如系在其他医疗机构所作检查，应当写明该机构名称及检查号。

（九）初步诊断是指经治医师根据患者入院时情况，综合分析所作出的诊断。如初步诊断为多项时，应当主次分明。对待查病例应列出可能性较大的诊断。

（十）书写入院记录的医师签名。

第十九条 再次或多次入院记录，是指患者因同一种疾病再次或多次住入同一医疗机构时书写的记录。要求及内容基本同入院记录。主诉是记录患者本次入院的主要症状（或体征）及持续时间；现病史中要求首先对本次住院前历次有关住院诊疗经过进行小结，然后再书写本次入院的现病史。

第二十条 患者入院不足 24 小时出院的，可以书写 24 小时内入出院记录。内容包括患者姓名、性别、年龄、职业、入院时间、出院时间、主诉、入院情况、入院诊断、诊疗经过、出院情况、出院诊断、出院医嘱、医师签名等。

第二十一条 患者入院不足 24 小时死亡的，可以书写 24 小时内入院死亡记录。内容包括患者姓名、性别、年龄、职业、入院时间、死亡时间、主诉、入院情况、入院诊断、诊疗经过（抢救经过）、死亡原因、死亡诊断、医师签名等。

第二十二条 病程记录是指继入院记录之后，对患者病情和诊疗过程所进行的连续性记录。内容包括患者的病情变化情况、重要的辅助检查结果及临床意义、上级医师查房意见、会诊意见、医师分析讨论意见、所采取的诊疗措施及效果、医嘱更改及理由、向患者及其近亲属告知的重要事项等。

病程记录的要求及内容：

（一）首次病程记录是指患者入院后由经治医师或值班医师书写的第一次病程记录，应当在患者入院 8 小时内完成。首次病程记录的内容包括病例特点、拟诊讨论（诊断依据及鉴别诊断）、诊疗计划等。

1. 病例特点：应当在对病史、体格检查和辅助检查进行全面分析、归纳和整理后写出本病例特征，包括阳性发现和具有鉴别诊断意义的阴性症状和体征等。

2. 拟诊讨论（诊断依据及鉴别诊断）：根据病例特点，提出初步诊断和诊断依据；对诊断不明的写出鉴别诊断并进行分析；并对下一步诊治措施进行分析。

3. 诊疗计划：提出具体的检查及治疗措施安排。

（二）日常病程记录是指对患者住院期间诊疗过程的经常性、连续性记录。由经治医师书写，也可以由实习医务人员或试用期医务人员书写，但应有经治医师签名。书写日常病程记录时，首先标明记录时间，另起一行记录具体内容。对病危患者应当根据病情变化随时书写病程记录，每天至少 1 次，记录时间应当具体到分钟。对病重患者，至少 2 天记录一次病程记录。对病情稳定的患者，至少 3 天记录一次病程记录。

（三）上级医师查房记录是指上级医师查房时对患者病情、诊断、鉴别诊断、当前治疗措施疗效的分析及下一步诊疗意见等的记录。

主治医师首次查房记录应当于患者入院 48 小时内完成。内容包括查房医师的姓名、专业技术职务、补充的病史和体征、诊断依据与鉴别诊断的分析及诊疗计划等。

主治医师日常查房记录间隔时间视病情和诊疗情况确定，内容包括查房医师的姓名、专业技术职务、对病情的分析和诊疗意见等。

科主任或具有副主任医师以上专业技术职务任职资格医师查房的记录，内容包括查房医师的姓名、专业技术职务、对病情的分析和诊疗意见等。

（四）疑难病例讨论记录是指由科主任或具有副主任医师以上专业技术任职资格的医师主持、召集有关医务人员对确诊困难或疗效不确切病例讨论的记录。内容包括讨论日期、主持人、参加人员姓名及专业技术职务、具体讨论意见及主持人小结意见等。

（五）交（接）班记录是指患者经治医师发生变更之际，交班医师和接班医师分别对患者病情及诊疗情况进行简要总结的记录。交班记录应当在交班前由交班医师书写完成；接班记录应当由接班医师于接班后 24 小时内完成。交（接）班记录的内容包括入院日期、交班或接班日期、患者姓名、性别、年龄、主诉、入院情况、入院诊断、诊疗经过、目前情况、目前诊断、交班注意事项或接班诊疗计划、医师签名等。

（六）转科记录是指患者住院期间需要转科时，经转入科室医师会诊并同意接收后，由转出科室和转入科室医师分别书写的记录。包括转出记录和转入记录。转出记录由转出科室医师在患者转出科室前书写完成（紧急情况除外）；转入记录由转入科室医师于患者转入后 24 小时内完成。转科记录内容包括入院日期、转出或转入日期，转出、转入科室，患者姓名、性别、年龄、主诉、入院情况、入院诊断、诊疗经过、目前情况、目前诊断、转科目的及注意事项或转入诊疗计划、医师签名等。

（七）阶段小结是指患者住院时间较长，由经治医师每月所作病情及诊疗情况总结。阶段小结的内容包括入院日期、小结日期，患者姓名、性别、年龄、主诉、入院情况、入院诊断、诊疗经过、目前情况、目前诊断、诊疗计划、医师签名等。

交（接）班记录、转科记录可代替阶段小结。

（八）抢救记录是指患者病情危重，采取抢救措施时作的记录。因抢救急危患者，未能及时书写病历的，有关医务人员应当在抢救结束后 6 小时内据实补记，并加以注明。内容包括病情变化情况、抢救时间及措施、参加抢救的医务人员姓名及专业技术职称等。记录抢救时间应当具体到分钟。

（九）有创诊疗操作记录是指在临床诊疗活动过程中进行的各种诊断、治疗性操作（如胸腔穿刺、腹腔穿刺等）的记录。应当在操作完成后即刻书写。内容包括操作名称、操作时间、操作步骤、结果及患者一般情况，记录过程是否顺利、有无不良反应，术后注意事项及是否向患者说明，操作医师签名。

（十）会诊记录（含会诊意见）是指患者在住院期间需要其他科室或者其他医疗机构协助诊疗时，分别由申请医师和会诊医师书写的记录。会诊记录应另页书写。内容包括申请会诊记录和会诊意见记录。申请会诊记录应当简要载明患者病情及诊疗情况、申请会诊的理由和目的，申请会诊医师签名等。常规会诊意见记录应当由会诊医师在会诊申请发出后 48 小时内完成，急会诊时会诊医师应当在会诊申请发出后 10 分钟内到场，并在会诊结束后即刻完成会诊记录。会诊记录内容包括会诊意见、会诊医师所在的科别或者医疗机构名称、会诊时间及会诊医师签名等。申请会诊医师应在病程记录中记录会诊意见执行情况。

（十一）术前小结是指在患者手术前，由经治医师对患者病情所作的总结。内容包括简要病情、术前诊断、手术指征、拟施手术名称和方式、拟施麻醉方式、注意事项，并记录手术者术前查看患者相关情况等。

（十二）术前讨论记录是指因患者病情较重或手术难度较大，手术前在上级医师主持下，对拟实施手术方式和术中可能出现的问题及应对措施所作的讨论。讨论内容包括术前准备情况、手术指征、手术方案、可能出现的意外及防范措施、参加讨论者的姓名及专业技术职务、具体讨论意见及主持人小结意见、讨论日期、记录者的签名等。

（十三）麻醉术前访视记录是指在麻醉实施前，由麻醉医师对患者拟施麻醉进行风险评估的记录。麻醉术前访视可另立单页，也可在病程中记录。内容包括姓名、性别、年龄、科别、病案号，患者一般情况、简要病史、与麻醉相关的辅助检查结果、拟行手术方式、拟行麻醉方式、麻醉适应证及麻醉中需注意的问题、术前麻醉医嘱、麻醉医师签字并填写日期。

（十四）麻醉记录是指麻醉医师在麻醉实施中书写的麻醉经过及处理措施的记录。麻醉记录应当另页书写，内容包括患者一般情况、术前特殊情况、麻醉前用药、术前诊断、术中诊断、手术方式及日期、麻醉方式、麻醉诱导及各项操作开始及结束时间、麻醉期间用药名称、方式及剂量、麻醉期间特殊或突发情况及处理、手术起止时间、麻醉医师签名等。

（十五）手术记录是指手术者书写的反映手术一般情况、手术经过、术中发现及处理等情况的特殊记录，应当在术后24小时内完成。特殊情况下由第一助手书写时，应有手术者签名。手术记录应当另页书写，内容包括一般项目（患者姓名、性别、科别、病房、床位号、住院病历号或病案号）、手术日期、术前诊断、术中诊断、手术名称、手术者及助手姓名、麻醉方法、手术经过、术中出现的情况及处理等。

（十六）手术安全核查记录是指由手术医师、麻醉医师和巡回护士三方，在麻醉实施前、手术开始前和病人离室前，共同对病人身份、手术部位、手术方式、麻醉及手术风险、手术使用物品清点等内容进行核对的记录，输血的病人还应对血型、用血量进行核对。应有手术医师、麻醉医师和巡回护士三方核对、确认并签字。

（十七）手术清点记录是指巡回护士对手术患者术中所用血液、器械、敷料等的记录，应当在手术结束后即时完成。手术清点记录应当另页书写，内容包括患者姓名、住院病历号（或病案号）、手术日期、手术名称、术中所用各种器械和敷料数量的清点核对、巡回护士和手术器械护士签名等。

（十八）术后首次病程记录是指参加手术的医师在患者术后即时完成的病程记录。内容包括手术时间、术中诊断、麻醉方式、手术方式、手术简要经过、术后处理措施、术后应当特别注意观察的事项等。

（十九）麻醉术后访视记录是指麻醉实施后，由麻醉医师对术后患者麻醉恢复情况进行访视的记录。麻醉术后访视可另立单页，也可在病程中记录。内容包括姓名、性别、年龄、科别、病案号，患者一般情况、麻醉恢复情况、清醒时间、术后医嘱、是否拔除气管插管等，如有特殊情况应详细记录，麻醉医师签字并填写日期。

（二十）出院记录是指经治医师对患者此次住院期间诊疗情况的总结，应当在患者出院后 24 小时内完成。内容主要包括入院日期、出院日期、入院情况、入院诊断、诊疗经过、出院诊断、出院情况、出院医嘱、医师签名等。

（二十一）死亡记录是指经治医师对死亡患者住院期间诊疗和抢救经过的记录，应当在患者死亡后 24 小时内完成。内容包括入院日期、死亡时间、入院情况、入院诊断、诊疗经过（重点记录病情演变、抢救经过）、死亡原因、死亡诊断等。记录死亡时间应当具体到分钟。

（二十二）死亡病例讨论记录是指在患者死亡一周内，由科主任或具有副主任医师以上专业技术职务任职资格的医师主持，对死亡病例进行讨论、分析的记录。内容包括讨论日期、主持人及参加人员姓名、专业技术职务、具体讨论意见及主持人小结意见、记录者的签名等。

（二十三）病重（病危）患者护理记录是指护士根据医嘱和病情对病重（病危）患者住院期间护理过程的客观记录。病重（病危）患者护理记录应当根据相应专科的护理特点书写。内容包括患者姓名、科别、住院病历号（或病案号）、床位号、页码、记录日期和时间、出入液量、体温、脉搏、呼吸、血压等病情观察、护理措施和效果、护士签名等。记录时间应当具体到分钟。

第二十三条　手术同意书是指手术前，经治医师向患者告知拟施手术的相关情况，并由患者签署是否同意手术的医学文书。内容包括术前诊断、手术名称、术中或术后可能出现的并发症、手术风险、患者签署意见并签名、经治医师和术者签名等。

第二十四条　麻醉同意书是指麻醉前，麻醉医师向患者告知拟施麻醉的相关情况，并由患者签署是否同意麻醉意见的医学文书。内容包括患者姓名、性别、年龄、病案号、科别、术前诊断、拟行手术方式、拟行麻醉方式，患者基础疾病及可能对麻醉产生影响的特殊情况，麻醉中拟行的有创操作和监测，麻醉风险、可能发生的并发症及意外情况，患者签署意见并签名、麻醉医师签名并填写日期。

第二十五条　输血治疗知情同意书是指输血前，经治医师向患者告知输血的相关情况，并由患者签署是否同意输血的医学文书。输血治疗知情同意书内容包括患者姓名、性别、年龄、科别、病案号、诊断、输血指征、拟输血成份、输血前有关检查结果、输血风险及可能产生的不良后果、患者签署意见并签名、医师签名并填写日期。

第二十六条　特殊检查、特殊治疗同意书是指在实施特殊检查、特殊治疗前，经治医师向患者告知特殊检查、特殊治疗的相关情况，并由患者签署是否同意检查、治疗的医学文书。内容包括特殊检查、特殊治疗项目名称、目的、可能出现的并发症及风险、患者签名、医师签名等。

第二十七条　病危（重）通知书是指因患者病情危、重时，由经治医师或值班医师向患者家属告知病情，并由患者及其家属签名的医疗文书。内容包括患者姓名、性别、年龄、科别，目前诊断及病情危重情况，患者及其家属签名、医师签名并填写日期。一式两份，一份交患者及其家属保存，另一份归病历中保存。

第二十八条　医嘱是指医师在医疗活动中下达的医学指令。医嘱单分为长期医嘱单和临时医嘱单。

长期医嘱单内容包括患者姓名、科别、住院病历号（或病案号）、页码、起始日期和时间、长期医嘱内容、停止日期和时间、医师签名、执行时间、执行护士签名。临时医嘱单内容包括医嘱时间、临时医嘱内容、医师签名、执行时间、执行护士签名等。

医嘱内容及起始、停止时间应当由医师书写。医嘱内容应当准确、清楚，每项医嘱应当只包含一个内容，并注明下达时间，应当具体到分钟。医嘱不得涂改。需要取消时，应当使用红色墨水标注"取消"字样并签名。

一般情况下，医师不得下达口头医嘱。因抢救急危患者需要下达口头医嘱时，护士应当复诵一遍。抢救结束后，医师应当即刻据实补记医嘱。

第二十九条　辅助检查报告单是指患者住院期间所做各项检验、检查结果的记录。内容包括患者姓名、性别、年龄、住院病历号（或病案号）、检查项目、检查结果、报告日期、报告人员签名或者印章等。

第三十条　体温单为表格式，以护士填写为主。内容包括患者姓名、科室、床号、入院日期、住院病历号（或病案号）、日期、手术后天数、体温、脉搏、呼吸、血压、大便次数、出入液量、体重、住院周数等。

第四章　打印病历内容及要求

第三十一条　打印病历是指应用字处理软件编辑生成并打印的病历（如Word 文档、WPS 文档等）。打印病历应当按照本规定的内容录入并及时打印，由相应医务人员手写签名。

第三十二条　医疗机构打印病历应当统一纸张、字体、字号及排版格式。打印字迹应清楚易认，符合病历保存期限和复印的要求。

第三十三条　打印病历编辑过程中应当按照权限要求进行修改，已完成录入打印并签名的病历不得修改。

第五章　其他

第三十四条　住院病案首页按照《卫生部关于修订下发住院病案首页的通知》（卫医发〔2001〕286 号）的规定书写。

第三十五条　特殊检查、特殊治疗按照《医疗机构管理条例实施细则》（1994 年卫生部令第 35 号）有关规定执行。

第三十六条　中医病历书写基本规范由国家中医药管理局另行制定。

第三十七条　电子病历基本规范由卫生部另行制定。

第三十八条　本规范自 2010 年 3 月 1 日起施行。我部于 2002 年颁布的《病历书写基本规范（试行）》（卫医发〔2002〕190 号）同时废止。

二、电子病历应用管理规范（试行）（国卫办医发〔2017〕8 号）

第一章　总则

第一条　为规范医疗机构电子病历（含中医电子病历，下同）应用管理，满足临床工作需要，保障医疗质量和医疗安全，保证医患双方合法权益，根据《中华人民共和国执业医师法》、《中华人民共和国电子签名法》、《医疗机构管理条例》等法律法规，制定本规范。

第二条　实施电子病历的医疗机构，其电子病历的建立、记录、修改、使用、保存和管理等适用本规范。

第三条　电子病历是指医务人员在医疗活动过程中，使用信息系统生成的文字、符号、图表、图形、数字、影像等数字化信息，并能实现存储、管理、传输和重现的医疗记录，是病历的一种记录形式，包括门（急）诊病历和住院病历。

第四条　电子病历系统是指医疗机构内部支持电子病历信息的采集、存储、访问和在线帮助，并围绕提高医疗质量、保障医疗安全、提高医疗效率而提供信息处理和智能化服务功能的计算机信息系统。

第五条　国家卫生计生委和国家中医药管理局负责指导全国电子病历应用管理工作。地方各级卫生计生行政部门（含中医药管理部门）负责本行政区域内的电子病历应用监督管理工作。

第二章　电子病历的基本要求

第六条　医疗机构应用电子病历应当具备以下条件：

（一）具有专门的技术支持部门和人员，负责电子病历相关信息系统建设、运行和维护等工作；具有专门的管理部门和人员，负责电子病历的业务监管等工作；

（二）建立、健全电子病历使用的相关制度和规程；

（三）具备电子病历的安全管理体系和安全保障机制；

（四）具备对电子病历创建、修改、归档等操作的追溯能力；

（五）其他有关法律、法规、规范性文件及省级卫生计生行政部门规定的条件。

第七条　《医疗机构病历管理规定（2013年版）》、《病历书写基本规范》、《中医病历书写基本规范》适用于电子病历管理。

第八条　电子病历使用的术语、编码、模板和数据应当符合相关行业标准和规范的要求，在保障信息安全的前提下，促进电子病历信息有效共享。

第九条　电子病历系统应当为操作人员提供专有的身份标识和识别手段，并设置相应权限。操作人员对本人身份标识的使用负责。

第十条　有条件的医疗机构电子病历系统可以使用电子签名进行身份认证，可靠的电子签名与手写签名或盖章具有同等的法律效力。

第十一条　电子病历系统应当采用权威可靠的时间源。

第三章　电子病历的书写与存储

第十二条　医疗机构使用电子病历系统进行病历书写，应当遵循客观、真实、准确、及时、完整、规范的原则。

门（急）诊病历书写内容包括门（急）诊病历首页、病历记录、化验报告、医学影像检查资料等。

住院病历书写内容包括住院病案首页、入院记录、病程记录、手术同意书、麻醉同意书、输血治疗知情同意书、特殊检查（特殊治疗）同意书、病危（重）通知单、医嘱单、辅助检查报告单、体温单、医学影像检查报告、病理报告单等。

第十三条　医疗机构应当为患者电子病历赋予唯一患者身份标识，以确保患者基本信息及其医疗记录的真实性、一致性、连续性、完整性。

第十四条　电子病历系统应当对操作人员进行身份识别，并保存历次操作印痕，标记操作时间和操作人员信息，并保证历次操作印痕、标记操作时间和操作人员信息可查询、可追溯。

第十五条　医务人员采用身份标识登录电子病历系统完成书写、审阅、修改等操作并予以确认后，系统应当显示医务人员姓名及完成时间。

第十六条　电子病历系统应当设置医务人员书写、审阅、修改的权限和时限。实习医务人员、试用期医务人员记录的病历，应当由具有本医疗机构执业资格的上级医务人员审阅、修改并予确认。上级医务人员审阅、修改、确认电子病历内容时，电子病历系统应当进行身份识别、保存历次操作痕迹、标记准确的操作时间和操作人信息。

第十七条　电子病历应当设置归档状态，医疗机构应当按照病历管理相关规定，在患者门（急）诊就诊结束或出院后，适时将电子病历转为归档状态。电子病历归档后原则上不得修改，特殊情况下确需修改的，经医疗机构医务部门批准后进行修改并保留修改痕迹。

第十八条　医疗机构因存档等需要可以将电子病历打印后与非电子化的资料合并形成病案保存。具备条件的医疗机构可以对知情同意书、植入材料条形码等非电子化的资料进行数字化采集后纳入电子病历系统管理，原件另行妥善保存。

第十九条　门（急）诊电子病历由医疗机构保管的，保存时间自患者最后一次就诊之日起不少于 15 年；住院电子病历保存时间自患者最后一次出院之日起不少于 30 年。

第四章　电子病历的使用

第二十条　电子病历系统应当设置病历查阅权限，并保证医务人员查阅病历的需要，能够及时提供并完整呈现该患者的电子病历资料。呈现的电子病历应当显示患者个人信息、诊疗记录、记录时间及记录人员、上级审核人员的姓名等。

第二十一条　医疗机构应当为申请人提供电子病历的复制服务。医疗机构可以提供电子版或打印版病历。复制的电子病历文档应当可供独立读取，打印的电子病历纸质版应当加盖医疗机构病历管理专用章。

第二十二条　有条件的医疗机构可以为患者提供医学影像检查图像、手术录像、介入操作录像等电子资料复制服务。

第五章　电子病历的封存

第二十三条　依法需要封存电子病历时，应当在医疗机构或者其委托代理人、患者或者其代理人双方共同在场的情况下，对电子病历共同进行确认，并进行复制后封存。封存的电子病历复制件可以是电子版；也可以对打印的纸质版进行复印，并加盖病案管理章后进行封存。

第二十四条　封存的电子病历复制件应当满足以下技术条件及要求：

（一）储存于独立可靠的存储介质，并由医患双方或双方代理人共同签封；

（二）可在原系统内读取，但不可修改；

（三）操作痕迹、操作时间、操作人员信息可查询、可追溯；

（四）其他有关法律、法规、规范性文件和省级卫生计生行政部门规定的条件及要求。

第二十五条　封存后电子病历的原件可以继续使用。电子病历尚未完成，需要封存时，可以对已完成的电子病历先行封存，当医务人员按照规定完成后，再对新完成部分进行封存。

第六章　附则

第二十六条　本规范所称的电子签名，是指《电子签名法》第二条规定的数据电文中以电子形式所含、所附用于识别签名人身份并表明签名人认可其中内容的数据。"可靠的电子签名"是指符合《电子签名法》第十三条有关条件的电子签名。

第二十七条　本规范所称电子病历操作人员包括使用电子病历系统的医务人员，维护、管理电子病历信息系统的技术人员和实施电子病历质量监管的行政管理人员。

第二十八条　本规范所称电子病历书写是指医务人员使用电子病历系统，对通过问诊、查体、辅助检查、诊断、治疗、护理等医疗活动获得的有关资料进行归纳、分析、整理形成医疗活动记录的行为。

第二十九条　省级卫生计生行政部门可根据本规范制定实施细则。

第三十条　《电子病历基本规范（试行）》（卫医政发〔2010〕24号）、《中医电子病历基本规范（试行）》（国中医药发〔2010〕18号）同时废止。

第三十一条　本规范自2017年4月1日起施行。

三、处方管理办法［卫生部令（第53号）］

第一章　总则

第一条　为规范处方管理，提高处方质量，促进合理用药，保障医疗安全，根据《执业医师法》、《药品管理法》、《医疗机构管理条例》、《麻醉药品和精神药品管理条例》等有关法律、法规，制定本办法。

第二条　本办法所称处方，是指由注册的执业医师和执业助理医师（以下简称医师）在诊疗活动中为患者开具的、由取得药学专业技术职务任职资格的药学专业技术人员（以下简称药师）审核、调配、核对，并作为患者用药凭证的医疗文书。处方包括医疗机构病区用药医嘱单。

本办法适用于与处方开具、调剂、保管相关的医疗机构及其人员。

第三条　卫生部负责全国处方开具、调剂、保管相关工作的监督管理。

县级以上地方卫生行政部门负责本行政区域内处方开具、调剂、保管相关工作的监督管理。

第四条　医师开具处方和药师调剂处方应当遵循安全、有效、经济的原则。

处方药应当凭医师处方销售、调剂和使用。

第二章　处方管理的一般规定

第五条　处方标准（附件1）由卫生部统一规定，处方格式由省、自治区、直辖市卫生行政部门（以下简称省级卫生行政部门）统一制定，处方由医疗机构按照规定的标准和格式印制。

第六条　处方书写应当符合下列规则：

（一）患者一般情况、临床诊断填写清晰、完整，并与病历记载相一致。

（二）每张处方限于一名患者的用药。

（三）字迹清楚，不得涂改；如需修改，应当在修改处签名并注明修改日期。

（四）药品名称应当使用规范的中文名称书写，没有中文名称的可以使用规范的英文名称书写；医疗机构或者医师、药师不得自行编制药品缩写名称或者使用代号；书写药品名称、剂量、规格、用法、用量要准确规范，药品用法可用规范的中文、英文、拉丁文或者缩写体书写，但不得使用"遵医嘱"、"自用"等含糊不清的字句。

（五）患者年龄应当填写实足年龄，新生儿、婴幼儿写日、月龄，必要时要注明体重。

（六）西药和中成药可以分别开具处方，也可以开具一张处方，中药饮片应当单独开具处方。

（七）开具西药、中成药处方，每一种药品应当另起一行，每张处方不得超过5种药品。

（八）中药饮片处方的书写，一般应当按照"君、臣、佐、使"的顺序排列；调剂、煎煮的特殊要求注明在药品右上方，并加括号，如布包、先煎、后下等；对饮片的产地、炮制有特殊要求的，应当在药品名称之前写明。

（九）药品用法用量应当按照药品说明书规定的常规用法用量使用，特殊情况需要超剂量使用时，应当注明原因并再次签名。

（十）除特殊情况外，应当注明临床诊断。

（十一）开具处方后的空白处划一斜线以示处方完毕。

（十二）处方医师的签名式样和专用签章应当与院内药学部门留样备查的式样相一致，不得任意改动，否则应当重新登记留样备案。

第七条　药品剂量与数量用阿拉伯数字书写。剂量应当使用法定剂量单位：重量以克（g）、毫克（mg）、微克（μg）、纳克（ng）为单位；容量以升（L）、毫升（ml）为单位；国际单位（IU）、单位（U）；中药饮片以克（g）为单位。

片剂、丸剂、胶囊剂、颗粒剂分别以片、丸、粒、袋为单位；溶液剂以支、瓶为单位；软膏及乳膏剂以支、盒为单位；注射剂以支、瓶为单位，应当注明含量；中药饮片以剂为单位。

第三章　处方权的获得

第八条　经注册的执业医师在执业地点取得相应的处方权。

经注册的执业助理医师在医疗机构开具的处方，应当经所在执业地点执业医师签名或加盖专用签章后方有效。

第九条　经注册的执业助理医师在乡、民族乡、镇、村的医疗机构独立从事一般的执业活动，可以在注册的执业地点取得相应的处方权。

第十条　医师应当在注册的医疗机构签名留样或者专用签章备案后，方可开具处方。

第十一条　医疗机构应当按照有关规定，对本机构执业医师和药师进行麻醉药品和精神药品使用知识和规范化管理的培训。执业医师经考核合格后取得麻醉药品和第一类精神药品的处方权，药师经考核合格后取得麻醉药品和第一类精神药品调剂资格。

医师取得麻醉药品和第一类精神药品处方权后，方可在本机构开具麻醉药品和第一类精神药品处方，但不得为自己开具该类药品处方。药师取得麻醉药品和第一类精神药品调剂资格后，方可在本机构调剂麻醉药品和第一类精神药品。

第十二条　试用期人员开具处方，应当经所在医疗机构有处方权的执业医师审核、并签名或加盖专用签章后方有效。

第十三条　进修医师由接收进修的医疗机构对其胜任本专业工作的实际情况进行认定后授予相应的处方权。

第四章　处方的开具

第十四条　医师应当根据医疗、预防、保健需要，按照诊疗规范、药品说明书中的药品适应证、药理作用、用法、用量、禁忌、不良反应和注意事项等开具处方。

开具医疗用毒性药品、放射性药品的处方应当严格遵守有关法律、法规和规章的规定。

第十五条　医疗机构应当根据本机构性质、功能、任务，制定药品处方集。

第十六条　医疗机构应当按照经药品监督管理部门批准并公布的药品通用名称购进药品。同一通用名称药品的品种，注射剂型和口服剂型各不得超过2种，处方组成类同的复方制剂1~2种。因特殊诊疗需要使用其他剂型和剂量规格药品的情况除外。

第十七条　医师开具处方应当使用经药品监督管理部门批准并公布的药品通用名称、新活性化合物的专利药品名称和复方制剂药品名称。

医师开具院内制剂处方时应当使用经省级卫生行政部门审核、药品监督管理部门批准的名称。

医师可以使用由卫生部公布的药品习惯名称开具处方。

第十八条　处方开具当日有效。特殊情况下需延长有效期的，由开具处方的医师注明有效期限，但有效期最长不得超过 3 天。

第十九条　处方一般不得超过 7 日用量；急诊处方一般不得超过 3 日用量；对于某些慢性病、老年病或特殊情况，处方用量可适当延长，但医师应当注明理由。

医疗用毒性药品、放射性药品的处方用量应当严格按照国家有关规定执行。

第二十条　医师应当按照卫生部制定的麻醉药品和精神药品临床应用指导原则，开具麻醉药品、第一类精神药品处方。

第二十一条　门（急）诊癌症疼痛患者和中、重度慢性疼痛患者需长期使用麻醉药品和第一类精神药品的，首诊医师应当亲自诊查患者，建立相应的病历，要求其签署《知情同意书》。

病历中应当留存下列材料复印件：

（一）二级以上医院开具的诊断证明；

（二）患者户籍簿、身份证或者其他相关有效身份证明文件；

（三）为患者代办人员身份证明文件。

第二十二条　除需长期使用麻醉药品和第一类精神药品的门（急）诊癌症疼痛患者和中、重度慢性疼痛患者外，麻醉药品注射剂仅限于医疗机构内使用。

第二十三条　为门（急）诊患者开具的麻醉药品注射剂，每张处方为一次常用量；控缓释制剂，每张处方不得超过 7 日常用量；其他剂型，每张处方不得超过 3 日常用量。

第一类精神药品注射剂，每张处方为一次常用量；控缓释制剂，每张处方不得超过 7 日常用量；其他剂型，每张处方不得超过 3 日常用量。哌醋甲酯用于治疗儿童多动症时，每张处方不得超过 15 日常用量。

第二类精神药品一般每张处方不得超过 7 日常用量；对于慢性病或某些特殊情况的患者，处方用量可以适当延长，医师应当注明理由。

第二十四条　为门（急）诊癌症疼痛患者和中、重度慢性疼痛患者开具的麻醉药品、第一类精神药品注射剂，每张处方不得超过 3 日常用量；控缓释制剂，每张处方不得超过 15 日常用量；其他剂型，每张处方不得超过 7 日常用量。

第二十五条　为住院患者开具的麻醉药品和第一类精神药品处方应当逐日开具，每张处方为 1 日常用量。

第二十六条　对于需要特别加强管制的麻醉药品，盐酸二氢埃托啡处方为一次常用量，仅限于二级以上医院内使用；盐酸哌替啶处方为一次常用量，仅限于医疗机构内使用。

第二十七条　医疗机构应当要求长期使用麻醉药品和第一类精神药品的门（急）诊癌症患者和中、重度慢性疼痛患者，每 3 个月复诊或者随诊一次。

第二十八条　医师利用计算机开具、传递普通处方时，应当同时打印出纸质处方，其格式与手写处方一致；打印的纸质处方经签名或者加盖签章后有效。药师核发药品时，应当核对打印的纸质处方，无误后发给药品，并将打印的纸质处方与计算机传递处方同时收存备查。

第五章　处方的调剂

第二十九条　取得药学专业技术职务任职资格的人员方可从事处方调剂工作。

第三十条　药师在执业的医疗机构取得处方调剂资格。药师签名或者专用签章式样应当在本机构留样备查。

第三十一条　具有药师以上专业技术职务任职资格的人员负责处方审核、评估、核对、发药以及安全用药指导；药士从事处方调配工作。

第三十二条　药师应当凭医师处方调剂处方药品，非经医师处方不得调剂。

第三十三条　药师应当按照操作规程调剂处方药品：认真审核处方，准确调配药品，正确书写药袋或粘贴标签，注明患者姓名和药品名称、用法、用量，包装；向患者交付药品时，按照药品说明书或者处方用法，进行用药交待与指导，包括每种药品的用法、用量、注意事项等。

第三十四条　药师应当认真逐项检查处方前记、正文和后记书写是否清晰、完整，并确认处方的合法性。

第三十五条　药师应当对处方用药适宜性进行审核，审核内容包括：

（一）规定必须做皮试的药品，处方医师是否注明过敏试验及结果的判定；

（二）处方用药与临床诊断的相符性；

（三）剂量、用法的正确性；

（四）选用剂型与给药途径的合理性；

（五）是否有重复给药现象；

（六）是否有潜在临床意义的药物相互作用和配伍禁忌；

（七）其他用药不适宜情况。

第三十六条　药师经处方审核后，认为存在用药不适宜时，应当告知处方医师，请其确认或者重新开具处方。

药师发现严重不合理用药或者用药错误，应当拒绝调剂，及时告知处方医师，并应当记录，按照有关规定报告。

第三十七条　药师调剂处方时必须做到"四查十对"：查处方，对科别、姓名、年龄；查药品，对药名、剂型、规格、数量；查配伍禁忌，对药品性状、用法用量；查用药合理性，对临床诊断。

第三十八条　药师在完成处方调剂后，应当在处方上签名或者加盖专用签章。

第三十九条　药师应当对麻醉药品和第一类精神药品处方，按年月日逐日编制顺序号。

第四十条　药师对于不规范处方或者不能判定其合法性的处方，不得调剂。

第四十一条　医疗机构应当将本机构基本用药供应目录内同类药品相关信息告知患者。

第四十二条　除麻醉药品、精神药品、医疗用毒性药品和儿科处方外，医疗机构不得限制门诊就诊人员持处方到药品零售企业购药。

第六章　监督管理

第四十三条　医疗机构应当加强对本机构处方开具、调剂和保管的管理。

第四十四条　医疗机构应当建立处方点评制度，填写处方评价表（附件2），对处方实施动态监测及超常预警，登记并通报不合理处方，对不合理用药及时予以干预。

第四十五条　医疗机构应当对出现超常处方3次以上且无正当理由的医师提出警告，限制其处方权；限制处方权后，仍连续2次以上出现超常处方且无正当理由的，取消其处方权。

第四十六条　医师出现下列情形之一的，处方权由其所在医疗机构予以取消：

（一）被责令暂停执业；

（二）考核不合格离岗培训期间；

（三）被注销、吊销执业证书；

（四）不按照规定开具处方，造成严重后果的；

（五）不按照规定使用药品，造成严重后果的；

（六）因开具处方牟取私利。

第四十七条　未取得处方权的人员及被取消处方权的医师不得开具处方。未取得麻醉药品和第一类精神药品处方资格的医师不得开具麻醉药品和第一类精神药品处方。

第四十八条　除治疗需要外，医师不得开具麻醉药品、精神药品、医疗用毒性药品和放射性药品处方。

第四十九条　未取得药学专业技术职务任职资格的人员不得从事处方调剂工作。

第五十条　处方由调剂处方药品的医疗机构妥善保存。普通处方、急诊处方、儿科处方保存期限为 1 年，医疗用毒性药品、第二类精神药品处方保存期限为 2 年，麻醉药品和第一类精神药品处方保存期限为 3 年。

处方保存期满后，经医疗机构主要负责人批准、登记备案，方可销毁。

第五十一条　医疗机构应当根据麻醉药品和精神药品处方开具情况，按照麻醉药品和精神药品品种、规格对其消耗量进行专册登记，登记内容包括发药日期、患者姓名、用药数量。专册保存期限为 3 年。

第五十二条　县级以上地方卫生行政部门应当定期对本行政区域内医疗机构处方管理情况进行监督检查。

县级以上卫生行政部门在对医疗机构实施监督管理过程中，发现医师出现本办法第四十六条规定情形的，应当责令医疗机构取消医师处方权。

第五十三条　卫生行政部门的工作人员依法对医疗机构处方管理情况进行监督检查时，应当出示证件；被检查的医疗机构应当予以配合，如实反映情况，提供必要的资料，不得拒绝、阻碍、隐瞒。

第七章　法律责任

第五十四条　医疗机构有下列情形之一的，由县级以上卫生行政部门按照《医疗机构管理条例》第四十八条的规定，责令限期改正，并可处以 5000 元以下的罚款；情节严重的，吊销其《医疗机构执业许可证》：

（一）使用未取得处方权的人员、被取消处方权的医师开具处方的；

（二）使用未取得麻醉药品和第一类精神药品处方资格的医师开具麻醉药品和第一类精神药品处方的；

（三）使用未取得药学专业技术职务任职资格的人员从事处方调剂工作的。

第五十五条　医疗机构未按照规定保管麻醉药品和精神药品处方，或者未依照规定进行专册登记的，按照《麻醉药品和精神药品管理条例》第七十二条的规定，由设区的市级卫生行政部门责令限期改正，给予警告；逾期不改正的，处 5000 元以上 1 万元以下的罚款；情节严重的，吊销其印鉴卡；对直接负责的主管人员和其他直接责任人员，依法给予降级、撤职、开除的处分。

第五十六条　医师和药师出现下列情形之一的，由县级以上卫生行政部门按照《麻醉药品和精神药品管理条例》第七十三条的规定予以处罚：

（一）未取得麻醉药品和第一类精神药品处方资格的医师擅自开具麻醉药品和第一类精神药品处方的；

（二）具有麻醉药品和第一类精神药品处方医师未按照规定开具麻醉药品和第一类精神药品处方，或者未按照卫生部制定的麻醉药品和精神药品临床应用指导原则使用麻醉药品和第一类精神药品的；

（三）药师未按照规定调剂麻醉药品、精神药品处方的。

第五十七条　医师出现下列情形之一的，按照《执业医师法》第三十七条的规定，由县级以上卫生行政部门给予警告或者责令暂停六个月以上一年以下执业活动；情节严重的，吊销其执业证书：

（一）未取得处方权或者被取消处方权后开具药品处方的；

（二）未按照本办法规定开具药品处方的；

（三）违反本办法其他规定的。

第五十八条　药师未按照规定调剂处方药品，情节严重的，由县级以上卫生行政部门责令改正、通报批评，给予警告；并由所在医疗机构或者其上级单位给予纪律处分。

第五十九条　县级以上地方卫生行政部门未按照本办法规定履行监管职责的，由上级卫生行政部门责令改正。

第八章　附则

第六十条　乡村医生按照《乡村医生从业管理条例》的规定，在省级卫生行政部门制定的乡村医生基本用药目录范围内开具药品处方。

第六十一条　本办法所称药学专业技术人员，是指按照卫生部《卫生技术人员职务试行条例》规定，取得药学专业技术职务任职资格人员，包括主任药师、副主任药师、主管药师、药师、药士。

第六十二条　本办法所称医疗机构，是指按照《医疗机构管理条例》批准登记的从事疾病诊断、治疗活动的医院、社区卫生服务中心（站）、妇幼保健院、卫生院、疗养院、门诊部、诊所、卫生室（所）、急救中心（站）、专科疾病防治院（所、站）以及护理院（站）等医疗机构。

第六十三条　本办法自 2007 年 5 月 1 日起施行。《处方管理办法（试行）》（卫医发〔2004〕269 号）和《麻醉药品、精神药品处方管理规定》（卫医发〔2005〕436 号）同时废止。

四、处方常用拉丁文缩写与中文对照表

缩写	拉丁文	中文
aa	*Ana*	各
a. c	*Ante cibos*	饭前
a. d	*Ante decubitum*	睡前
a. h	*Alternis horis*	每 2 小时，隔 1 小时
a. j	*Ante jentaculum*	早饭前
a. m	*Ante meridiem*	上午，午前
a. p	*Ante parndium*	午饭前
a. u. agit	*Ante usum agitetur*	使用前振荡
Abs. febr	*Absente febri*	不发烧时
Ad.（add）	*Add*	到、为、加至
Ad us. ext	*Ad usum externum*	外用
Ad us. int	*Ad usum internum*	内服
Alt. die.（a. d.）	*Alternis diebus（alterno die）*	隔日
Amp	*Ampulla*	安瓿（瓿）
A. coen	*Ante coena*	晚饭前
Aq	*Aqua*	水
Aq. bull	*Aqua bulliens*	开水，沸水
b. i. d	*Bis in die*	一日两次
Caps. gelat	*Capsula gelatinosa*	胶囊
Collum	*Collunarium*	洗鼻剂
Collut	*Collutorium*	漱口剂
Collyr	*Collyrium*	洗眼剂
Co	*Compcitus*	复方的
Coen	*Coena*	晚饭
c. t	*Cutis testis*	皮试

缩写	拉丁文	中文
d	*Da，dentur*	给予，须给予
d. d	*De die*	每日
d. i. d	*Dies in dies*	每日，日日
Deg	*Deglutio*	吞服
dieb. alt	*Diebus alternis*	间日，每隔一日
Dil	*Dilue，dilutus*	稀释，稀的
Dim	*Dimidius*	一半
Div. in. p	*Divide in partes*	分次服
Em	*Emulsum，emulsio*	乳剂
Ext	*Externus*	外部的
Feb. urg	*Febri urgente*	发烧时
G	*Gramma，grammata*	克
H	*Hora*	小时
h. d	*Hora decubitus*	睡觉时，就寝时
h. s	*Hora somni*	睡觉时
h. s. s	*Hora somni sumendus*	睡觉服用
Hod	*Hodie*	今日
in. d	*In die*	每日
Inj	*Injectio*	注射剂
i. h	*Injectio hypodermatca*	皮下注射
i. m	*Injectio muscuosa*	肌肉注射
i. v	*Injectio venosa*	静脉注射
Liq	*Liquor，liquidus*	溶液，液体的
Lit	*Litrum*	升
Mist	*Mistura*	合剂
Ml	*Millilitrum*	毫升
Mg	*Milligramma*	毫克
N	*Nocte*	夜晚
n. et. m	*Nocte et mane*	在早晚

缩写	拉丁文	中文
Neb	*Nebula*	喷雾剂
O. D	*Oculus dexter*	右眼
O. L	*Oculus laevus*	左眼
O. S	*Oculus sinister*	左眼
O. U	*Oculi utrigue*	双眼
om. bid	*Omni biduo*	每两日
om. d.（o. d.）	*Omni die*	每日
om. hor.（o. h.）	*Omni hora*	每小时
om. man	*Omni mane*	每日早晨
om. noc.（o. n.）	*Omni nocte*	每日晚上
p. c	*Post cibos*	饭后
p. o	*Per os*	口服
p. j	*Post jentaculum*	早饭后
p. m	*Post meridiem*	午后
p. prand	*Post prandium*	午饭后
p. coen	*Post coenam*	晚饭后
Pro. us. ext	*Pro usu externo*	外用
Pro. us. int	*Pro usu interno*	内用，内服
p. r. n	*Prokre nata*	必要时
q. d	*Quaque die*	每日
q. i. d	*Quarter in die*	每日四次
q. 1. h	*Quaque 1 hora*	每一小时
q. 4. h	*Quaque 4 hora*	每四小时
q. n	*Quante nocte*	每日晚上
q. s	*Quantum sufficit*	足够量
q. semih	*Quaque semihora*	每半小时
Rp	*Recipe*	取
s.（sig.）	*Signa，signetur*	标记，指示
s. i. d	*Semel in die*	每日一次

缩写	拉丁文	中文
s. o. s	*Si opus（est）sit*	需要时
syr	*syrupus*	糖浆
Solyt	*Solytio*	溶液
Semih	*Semihora*	半小时
Stat.（st）	*Statim*	立刻，立即
Supp	*Suppositouium*	栓剂
t. i. d	*Ter in die*	每日三次
T.（tr.）	*Tinctura*	酊剂
Tab	*Tabella*	片剂
Ug.（ung.）	*Unguentum*	软膏
Ut dict	*Ut dictum*	依照嘱咐
Vesp	*Vespere*	晚上